Das Zeitalter des Hörsturzes

Risiken - Gefahren - Ursache

Vorbeugung - Chance - Heilung

von

Dr. med. Hans Greuel

VDG-Verlag

Andere Werke aus unserem Verlagsprogramm
finden Sie am Schluß dieses Buches verzeichnet

Das Zeitalter
des Hörsturzes
Risiken - Gefahren - Ursache
Vorbeugung - Chance - Heilung

Dr. med. Hans Greuel
(Institut für Biomentale Medizin)

1. Auflage, 1996
2. Auflage, 1997
Teleklinik-Verlag Dr. Greuel GmbH
Pariser Str. 8, 40549 Düsseldorf
(Tel. 0211/589162, Tel/Fax: 0211/5580528)

Lektorat: Christian Schroeder
Druck: Neusser Druckerei und Verlags GmbH

ISBN 3-9801449-9-2

Für

Susanne, Larissa, Susubelle und Tano

Inhaltsverzeichnis

Vorwort

Das vorliegende Buch von Dr. Hans Greuel setzt die Reihe seiner Schriften fort, welche das Phänomen Hörsturz und ähnliche Gesundheitsstörungen in einen völlig neuen Zusammenhang stellen und deshalb in einem völlig neuen Licht erscheinen lassen. Danach gehören der Hörsturz, Morbus Menière, Tinnitus und andere ähnliche Erkrankungen im Kopf- und Wirbelsäulenbereich zu einem größeren Symptomenkomplex, dessen Krankheitsbild Dr. Greuel unter der wissenschaftlich treffenden Bezeichnung PNI-Innenohrsyndrom (Psycho-neuro-endokrino-immunologisches Innenohrsyndrom) zusammenfaßt.

Diese Bezeichnung ist vor allem deshalb so sinnvoll, weil sie den Hörer von vornherein darauf einstellt, daß, erstens, psychische, neuronale (vegetative), endokrine (hormonelle) und immunologische Prozesse zusammenwirken, um sich schließlich im Innenohrbereich zu manifestieren, und daß, zweitens, diese Manifestation vom Betroffenen als Zeichen zu verstehen ist, welches über sich selbst hinaus auf einen tieferen Sinn verweist.

Sobald aber psychische Prozesse (welche bei Dr. Greuel nicht umsonst am Anfang des bezeichneten Syndroms stehen) eine entscheidende Rolle spielen, Prozesse, die eben nicht im üblichen Sinne, wie physiologische Vorgänge, meßbar und lokalisierbar sind, kommen natürlicherweise andere wichtige Faktoren ins Spiel. Diese sind, wie Dr. Greuel in seinen Schriften immer wieder nachweist, einmal bestimmte Eigenarten der Persönlichkeitsstruktur und der Lerngeschichte des Betroffenen, dann soziale Bindungen und Forderungen, welche innerhalb des gesellschaftlichen Kräftespiels für den Kranken Geltung besitzen, und schließlich Aspekte der gesamten Lebensphilosophie des Patienten, seines bewußten und unbewußten Weltbildes, welches seine Lebensführung, besonders sein Leistungsverhalten, bestimmt.

Dr. Hans Greuels Biomentale Therapie beruht auf einer wissenschaftlichen Konzeption, die eine lange Vergangenheit, aber eine kurze Geschichte hat. Obwohl die engen Beziehungen, welche zwischen psychischen und physischen Prozessen bestehen, seit langem bekannt sind und als allgemein anerkannt gelten, gibt es erst seit kurzer Zeit ernstzunehmende wissenschaftliche Arbeiten, welche diese psychophysiologischen Beziehungen im größeren Rahmen persönlichkeitsrelevanter und gesellschaftsbezogener Faktoren in systematischer Weise erforschen.

Dr. Hans Greuel gilt auf diesem Gebiet als Pionier, der innerhalb des hier zur Rede stehenden Symptomenkomplexes das Wesen, die Bedingungen und die Operationsgesetze dieser psychophysiologischen Beziehungen mit wissenschaftlichen Methoden ergründet, empirisch überprüft und therapeutisch genutzt hat.

Als Arzt spricht Dr. Greuel zu Recht nicht von psychophysiologischen Vorgängen, wie dies der theoriebezogene Grundlagenforscher tun würde, sondern von biomentalen Prozessen, de-

ren Heilungseffekt er durch den systematischen Einsatz seiner biomentalen Therapie auslöst.
Der Begriff "biomental" erscheint uns deshalb als glücklich gewählt, weil dadurch, erstens, zum Ausdruck kommt, daß eine mentale, d.h. eine geistige Beeinflussung zur Beendigung der Krankheit möglich und notwendig ist. Da mentale oder geistige Prozesse jedoch grundsätzlich privater Natur sind, ist impliziert, daß diese Beeinflussung nur vom Patienten selbst ausgehen und gesteuert werden kann. Das heißt, daß der Patient zuerst, wie dies die vorliegende Schrift zu tun versucht, über die tieferen Gründe und die Wurzeln seines Leidens aufgeklärt werden muß, damit er versteht (Verstehen ist ein eminent mentaler Prozeß), was seine schmerzliche Lage verursacht hat, und was er dagegen unternehmen kann.

Zum zweiten drückt der Begriff "biomental" aber auch aus, daß die unmittelbar körperlich wirkenden biologischen Abläufe innerhalb des menschlichen neuroendokrinoimmunologischen Systems von entscheidender Bedeutung sind und über den mentalen Weg "neu eingestellt" werden müssen, um zur Ruhe, um ins Gleichgewicht zu kommen. Daß diese Ruhestellung therapeutisch über bestimmte Übungen, welche der Betroffene unter ärztlicher Anleitung systematisch erlernen und pflegen muß, wiedergewonnen werden kann, gehört zu den wichtigsten Entdeckungen Dr. Greuels.

Prof. Dr. Karl-Josef Frey
Fachrichtung: Kognitive Psychologie
Pädagogische Hochschule und Universität Heidelberg
Heidelberg, den 8. August 1995

Warum ich dieses Buch geschrieben habe

Die Fähigkeit erlernen, sein eigener Arzt zu sein

Gesundheit ist eigentlich normal: wie warme Hände. Krankheit dagegen ist die Ausnahme, so wie kalte Hände die Ausnahme sind. Wer jedoch die Ausnahmesituation zum Dauerzustand macht, lebt riskant. Die Gefahr, in der er sich befindet, wird ihm am Anfang nicht bewußt sein. Aber ob er es weiß oder nicht: Er überfordert sich. Er kommt nie zu Ruhe. Er verschleißt sich schneller, und zwar in jeder Beziehung. Er mißachtet den Rhythmus seines einzigartigen Lebens. Er macht Fehler. Er wird krank. Das muß nicht gleich das Leben kosten, aber es kann teuer werden.

Gesundheit dagegen ist im Grunde einfach und kostet wenig, eigentlich nichts, nur hin und wieder den Verzicht auf Übertreibung.

Die Weltgesundheitsorganisation sagt: Gesundheit ist der Zustand völligen Wohlbefindens des Körpers, der Seele und des sozialen Miteinanders.

Wenn ich das lese, dann sage ich: Ja, so und nicht anders ist es.

Ich vergleiche nun das Grundrecht eines jeden Menschen auf seine Gesundheit mit der Welt, in der wir leben, und korrigiere mich. Gesundheit ist alles andere als einfach. Gesundheit ist heute schwierig geworden.

In diesem Buch geht es jedoch vordringlich nicht um Gesundheit allgemein, sondern in erster Linie um den Hörsturz (Tinnitus und Morbus Menière). Aus dem einfachen Grund, da ich mich auf diesem Gebiet auskenne.

Hörsturz ist keine berühmte Krankheit. Die Menschen, die darunter litten, taten es in aller Stille. Meist ihr Leben lang, denn Hörsturz war durch herkömmliche Methoden der Behandlung nicht heilbar, nicht wirklich jedenfalls. Während meines Medizin-Studiums war Hörsturz kein Thema, und ich hatte damals keineswegs die Absicht, ein Spezialist für Hörsturz zu werden. Ich wollte Plastischer Chirurg werden. Doch während meiner Ausbildung in der Hals-Nasen- und Ohrenheilkunde am Duisburger St. Anna-Krankenhaus geriet ich eines morgens in eine Situation, die eine Entscheidung von mir verlangte: ein Patient erschien in der Notfallambulanz. Er konnte auf einem Ohr nicht hören. Die Diagnose ergab: Hörsturz. Die übliche Behandlungsmethode damals waren Infusionen, voraussichtlich für einen Zeitraum von zehn Tagen. Der Patient war sehr beunruhigt. Zehn Tage? Das erschien ihm sehr lange, denn er war Musiker. Abends sollte er ein Konzert geben, das für ihn den bisherigen Höhepunkt seiner Karriere bedeutete. Ich erinnerte mich einer Suggestivbehandlung. Vielleicht konnte sie die Durchblutung im Hörorgan verbessern. Vielleicht würde die verbesserte Durchblutung das feine Gehör des Patienten wieder normalisieren können. Ich erklärte dem Patienten die Methode, und er war einverstanden. Er legte sich auf eine Liege, und ich führte die Behandlung durch. Innerhalb der nächsten zwanzig Minuten konnte ich beobachten, wie sich seine Ohren immer mehr röteten. Die Rötung war ein gutes Zeichen, sie war das

Kriterium der Entspannung und der besseren Durchblutung. Würde sie aber auch die Hörleistung verbessern? Nach diesen zwanzig Minuten sagte der Patient: "Ich glaube, ich kann wieder hören. Es ist besser geworden." Die Hörprüfung bestätigte sein Selbstgefühl, sein Hörvermögen hatte sich um 20 Dezibel verbessert. Am Tag darauf besuchte er mich und berichtete, daß das Konzert ein großer Erfolg für ihn gewesen sei. Ich machte eine neue Hörprüfung und stellte fest, daß sein Gehör sich vollkommen normalisiert hatte.

Die spontane Heilwirkung veranlaßte mich, in der medizinischen Fachpresse darüber zu berichten. Außerdem war ich neugierig geworden. Ich wollte wissen, welche Erfahrungen andere Ärzte mit dieser oder einer vergleichbaren Methode gemacht hatten. Doch meine Recherchen waren unbefriedigend. Um Erfahrungen zu sammeln, würde ich diese selber machen müssen. Ich wurde, wenn man so will, mein eigener Professor.

Inzwischen habe ich eine gute und sichere Methode entwickelt und verifiziert, um Hörsturzpatienten, auch mit länger zurückliegendem Erkrankungsdatum zu helfen, wobei ich auf ihre Einsicht zähle. Das heißt, auf ein Einsehen mit sich selbst.

Werden Sie am Ende ihr eigener Arzt sein? Nun, wahrscheinlich sind Sie es schon. Denn tatsächlich gibt es so etwas wie einen Arzt in Ihnen. Erst wenn dieser Arzt erkrankt, erst wenn das System, das normaler Weise dafür sorgt, daß Sie gesund bleiben, erst wenn das überfordert ist, brauchen Sie einen Arzt mit Doktortitel. Das ist einer der Gründe, warum ich dieses Buch schreibe.

Der zweite Grund: Gute Ärzte sind immer auf der Suche nach den besten Methoden, ihren Patienten zu helfen. Vielleicht ist dieses Buch eine Anregung für diese.

Dabei denke ich nicht nur an Hals-Nasen- und Ohrenärzte, sondern auch an andere. Aus den Unterredungen, Diskussionen und Fragen meiner Kollegen habe ich immer wieder den Eindruck gewonnen, daß das Prinzip der Behandlung, die ich in diesem Buch beschreibe, möglicherweise auch für andere Krankheiten einen Ansatz zur Heilung bietet. Diese Vorstellung eines interdisziplinären Austausches war der dritte Grund, um mich abends und am Wochenende hinzusetzen und ein Resümee meiner bisherigen Arbeit zu schreiben.

Einleitung

Der Hörsturz wächst aus Streß
Es gibt eine Risikogruppe
Fähigkeit als Vorbelastung
Heilungsmethoden und -erfolge
Forschung und Fehler
Über 15.000 Behandlungen
Tinnitus kann "ansteckend" sein!
Ein Beispiel
Reflexe und Gegenreflexe
Man ist mitverantwortlich
Abschalten will gelernt sein

Der Hörsturz wächst aus Streß

Hörsturz, M. Menière und der artverwandte Tinnitus sind Streßfolgekrankheiten, für die es eine Risikogruppe gibt.

Um ein Buch mit dem Titel "Das Zeitalter des Hörsturzes" (M.Menière, Tinnitus und andere auf gleiche Weise entstehende Störungen inbegriffen) schreiben zu können, mußte ich diese Gesundheitsstörungen einerseits auf die Person des Betroffenen bezogen bis in kleinste Detail studieren und andererseits die etwaigen Zusammenhänge mit unserer heutigen Zeit betrachten. Es fanden sich große Übereinstimmungen mit dem Leben von Goya, van Gogh und anderen bekannten Persönlichkeiten, die auch unter den o.g. Beschwerden litten, die zwar zu einer anderen Zeit lebten, deren außergewöhnliches Leben aber mit dem der heutigen Zeit in bestimmten Bereichen verglichen werden kann.

Durch meine erste Ausbildung in analytisch orientierter Psychotherapie ist es mir möglich geworden, menschliches Verhalten psychologisch zu interpretieren. Dadurch fiel mir bereits zu Beginn meiner zweiten Ausbildung in HNO-Heilkunde sehr schnell auf, daß Hörsturz, M. Menière und Tinnitus in irgendeiner Beziehung zu dem Streßphänomen unserer Zeit stehen müssen. Auch die Betroffenen selbst bejahten häufig, wenn sie ihnen bewußt geworden war, derartige Zusammenhänge. Durch den Behandlungsversuch, der in der Einleitung beschrieben wurde, gelang es mir, in einem willkürlich gewählten Zeitraum Spontanheilungen zu provozieren. Ohne noch genau zu wissen, welcher Mechanismus im einzelnen bei der Heilung und demzufolge auch bei der Entstehung der Erkrankungen vorlag, war ich neugierig geworden. Um die Forschung voranzutreiben, war ich bestrebt, die Botschaft des gelungenen Behandlungsversuches publik zu machen, was mir auch in dem letzten Jahrzehnt gelungen ist. Zunächst schrieb ich wissenschaftliche Abhandlungen darüber in den Zeitschriften "HNO" und "Psycho". Die Resonanz in der Wissenschaftsgemeinschaft unseres Landes blieb aus. Interesse wurde nur in der ehemaligen DDR und im Ausland (z.B. Schweiz und Österreich) bekundet. Die Allgemeinheit jedoch, vertreten durch die Journali-

sten, war ebenso neugierig geworden wie ich. Der Behandlungserfolg wurde daher auf medialem Wege bekannt, wozu allerdings über 100 Zeitungsartikel und mehrere Radio- und Fernsehsendungen erforderlich waren.
Mittlerweile weisen sogar Hals-Nasen-Ohren-Professoren auf die Vermeidung von Streß hin, obwohl sie immer noch im gleichen Atemzug Medikamente empfehlen. Diese können allerdings nicht den Streß beseitigen, und damit auch nicht die Beschwerden.
Wie kommt es zu diesem Widerspruch? Gibt es noch, oder gab es vor meiner Zeit den Hörsturz, den Morbus Menière und den Tinnitus als reine Organerkrankungen, die nur medikamentös behandelt werden können? Oder hat man immer schon Begleitsymptome unterschlagen, die auf eine ganz andere Ursache der Erkrankungen hindeuten?
Da ich noch nie einen Hörsturz ohne relevanten Streßauslöser diagnostiziert habe, liegt die Vermutung nahe, daß es auch vor meiner Zeit keinen Hörsturz, M.Menière und Tinnitus gab, der rein organischen Ursprungs war. Die Unterschlagung der Befunde, die einen Beweis des relevanten Streßauslösers darstellen, geschah sicherlich nicht mit Absicht, sondern nur mangels der Fähigkeit, die entscheidenden Befunde zu erheben. Dazu ist nämlich die nicht einfache Technik der tiefenpsychologischen Anamneseerhebung erforderlich, die ein konventionell ausgebildeter HNO-Arzt nicht beherrschen kann.
Der Hörsturz, der Morbus Menière und der Tinnitus, aber auch viele andere Erkrankungen im Kopf- und Wirbelsäulenbereich sind Symptomenkomplexe.
Der Hörsturz als Symptomenkomplex ist ein psychoneuro-endokrino-immunologisches Innenohrsyndrom, kurz PNI-Innenohrsyn-

drom (nach Greuel), das grundsätzlich mit weiteren Symptomen unterschiedlicher Ausprägung mit gleicher Ursache kombiniert ist, wie Nacken- und Kiefermuskulaturverspannung (mit der Folge von HWS-, Kiefergelenk- und Zahnflächenschäden), vasomotorische Schleimhautschwellungen im Nasennebenhöhlenbereich (mit der Folge von Sinusitiden, Tubenmittelohrkatarrhen etc.), um nur die wesentlichen zu nennen, und bei dem eine relevante Auslösesituation oder eine -phase zu finden ist. Eine Hypotonie oder seltener Hypertonie und erhöhter Cholesterinspiegel sind sehr oft, aber nicht so zwingend vorhanden wie die vorgenannten Symptome. Ein weiteres, wichtiges diagnostisches Merkmal, das zu dem PNI-Innenohrsyndrom (nach Greuel) gehört, ist die Belastungs- und Anspannungsphase vor dem Auftreten der Ersterkrankung, die sich oft erst in Ruhephasen nach der Belastung (Nacht, Wochenende, Urlaub) bemerkbar macht.

Ein Zeichen für mein richtiges Konzept ist auch die Tatsache, daß seit kurzem sogenannte Tinnituskliniken wie die Pilze aus dem Boden schießen. Sie bieten scheinbar eine ähnliche Behandlung an wie wir dies tun durch die Biomentale Therapie. Und dennoch ist es etwas ganz anderes, was dort durchgeführt wird. Dort hat man noch nicht einmal das Grundkonzept erkannt, geschweige denn der Behandlung zu Grunde gelegt, mit dem ich 1981 begonnen habe und bis heute weitergeführt habe, so daß ich nun auf eine 14-jährige Entwicklungsphase zurückblicken kann. Diese Entwicklungsphase war nötig, um die heutige Wirksamkeit der Biomentalen Therapie erreichen zu können. Dieses Ursprungskonzept bestand aus Heilhypnose, autogenem Training, Yoga und Atembiofeedbackverfahren.

Dies sind Behandlungsmethoden, deren allgemeiner Entspannungsanteil nützlich, die angestrebten Organreaktionen und Blutverteilungen aber für den Ohrbereich ungünstig ist. Schon in meinem Buch "Viel um die Ohren" habe ich auf die Gefahr des akuten Hörsturzes während des autogenen Trainings hingewiesen. Mir ist es in der Anfangsphase -Gott sei Dank- nie passiert; ich habe aber Patienten behandelt, denen es anderswo unglücklicherweise widerfahren ist. Die neuen "Tinnitus-Kliniken" arbeiten aber häufig mit diesen, für eine Heilung kontraindizierten Methoden. Schließlich ist ihr Behandlungsziel auch ein ganz anderes als meins. Sie wollen, daß der Patient lernt, mit seinen Beschwerden zu leben. Ich dagegen will, daß der Patient lernt, ohne seine Beschwerden zu leben.

Es gibt eine Risikogruppe

War es möglich, fragte ich mich noch vor einigen Jahren, daß es eine sich organisch äußernde Erkrankung (z.B. Hörverlust) gibt, die nur bestimmte Berufsgruppen und Menschen mit bestimmten Charakteren trifft? Also eine echte Risikogruppe?
Es war und ist so. Es gibt eine Risikogruppe, obwohl es sich nicht um eine Infektionskrankheit handelt. Wenn es keine Keime, Bakterien oder Viren sind, denen eine bestimmte Personengruppe ausgesetzt ist, worin könnte dann eine Anfälligkeit gerade dieser Gruppe begründet sein?
Die Antwort: Es sind bestimmte, einseitige Reize, Sinneswahrnehmungen, ja sogar Gedanken, die nur bestimmte Menschengruppen betreffen, und ihre dadurch aktivierten körperlichen Reaktionen, also Reflexe. Darauf werde ich später noch

eingehen.
In meinem ersten Buch "Viel um die Ohren" hatte ich erwähnt, daß meine Patienten aus bestimmten Berufsgruppen kommen, was in dem Forschungsbericht "214b Sozialforschung" und in meinem Buch "Die Biomentale Therapie" statistisch dargestellt wurde (siehe Abbildungen 3 und 4). Ich selbst hatte geschrieben, daß die Personen der Untersuchungsgruppe nicht repräsentativ für die Gesamtbevölkerung seien. Fälschlich wurde dies von einigen meiner Kollegen so interpretiert, daß ich nur ein ausgewähltes Klientel behandelt habe und untersuchen ließ, um auf die unglaubliche Erfolgsquote von 76 bis 93% - je nach Hörstörung- zu kommen. In Wirklichkeit aber, das haben

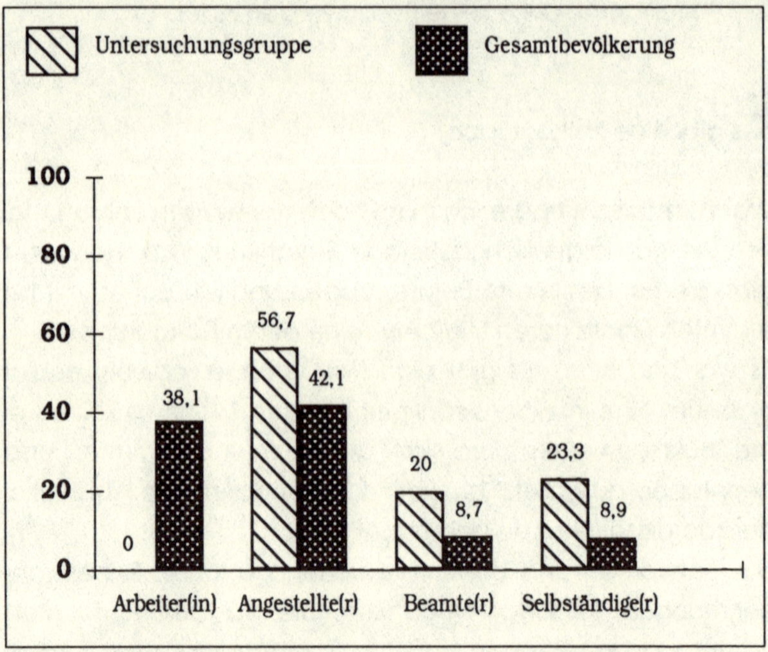

Abb. 3: Berufliche Stellung. Vergleich der Untersuchungsgruppe zur Gesamtbevölkerung

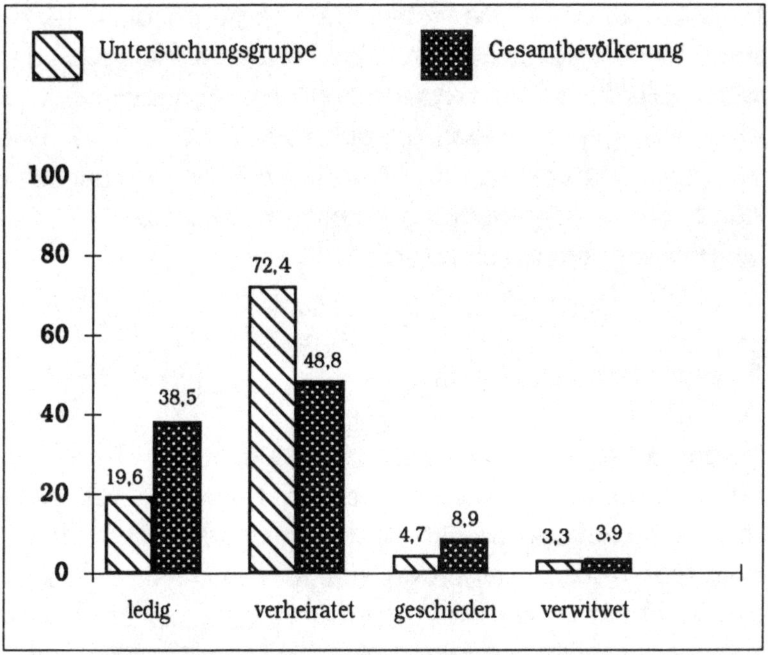

Abb. 4: Familienstand: Vergleich der Untersuchungsgruppe zur Gesamtbevölkerung

Vergleiche mit dem Klientel von HNO-Praxen ergeben, sind auch dort die hier beschriebenen Patienten nicht repräsentativ für die Gesamtbevölkerung, und die Verteilung entspricht nahezu identisch denen in den Abbildungen 3 und 4 aus dem Forschungsbericht.

Aus diesen Tatsachen ist zu folgern, daß nicht jeder Mensch von einem Hörsturz, Tinnitus oder M. Menière heimgesucht werden kann, sondern nur bestimmte Personen aus bestimmten Bevölkerungsschichten. Ähnliches wird von Chefärzten einiger HNO-Abteilungen oft schon vor dem Krankenzimmer lapidar behauptet, daß nämlich meistens Lehrer oder Lehrerinnen (siehe Abb.3 "Beamte") die Problemfälle darstellen, die unter diesen Gesundheitsstörungen zu leiden haben. Diese Feststellung wurde allerdings in den wissenschaftlichen Abhandlungen, die diese Kollegen schrieben, unterschlagen, obwohl sie etwas Wichtiges entdeckt hatten. Mit dem Weglassen solcher Befunde können wissenschaftliche Arbeiten nicht unbedingt besser werden, sondern nur unwissenschaftlicher.

Fähigkeit als Vorbelastung

Durch die Analyse der Persönlichkeitsstrukturen, die ich vornahm, stellte sich heraus, daß nicht die berufliche oder gesellschaftliche Stellung an sich die Erkrankungen provoziert, sondern die Persönlichkeitsstruktur, die für bestimmte Berufe und gesellschaftliche Stellungen Voraussetzung ist. Unter anderem zählt zu diesen Eigenschaften die besondere Fähigkeit der Zuverlässigkeit, die sich auch in Anpassung und Treue äußert, was anschaulich in Abbildung 4 dargestellt ist. Denn im Vergleich zur Gesamtbevölkerung befinden sich unter den Hörsturz-, Tinnitus- und M. Menière-Patienten halb so viele Ledige, besonders viele Verheiratete und wenig Geschiedene. Auf die besondere Persönlichkeitsstruktur werde ich noch im einzelnen eingehen.

Heilungsmethoden, Heilungserfolge

Die Hörsturzpatienten, die für eine wissenschaftlichen Auswer-

tung für die Gesamtbevölkerung am repräsentativsten sein dürften, sind, wie oben schon erwähnt, die Patienten der Allgemeinmediziner und der HNO-Ärzte in freier Praxis. Als "Hörsturzspezialist", bekannt durch die Regenbogenpresse und Tageszeitungen, konnte auch ich mit einem repräsentativen Patientengut rechnen. Über ärztliche Kollegen wären mir nur Extremfälle zugespielt worden, wie es in den ersten Jahren, in denen ich mich mit diesem Thema beschäftigte, der Fall war, die gänzlich unrepräsentativ waren.
Alle Menschen haben den gemeinsamen Wunsch, gesund zu werden. Über die Selbsthilfeorganisation "Freunde & Förderer der Biomentalen Selbsthilfe" haben mich sogar Personen zwecks Beratung aufgesucht, die wegen Ihres Hörsturzes oder Tinnitus nie beim Arzt waren und von alleine beschwerdefrei wurden. Einigen darunter genügte die Literatur des Buches "Viel um die Ohren " oder die Benutzung der "Biomentohr-Kassette", um eine Heilung herbeizuführen, was eine Patientin in dem Buch "Tinnitus ist heilbar!" aus eigener Erfahrung beschreibt. Diese Personengruppe tritt in den meisten wissenschaftlichen Untersuchungen, die an Universitätskliniken durchgeführt werden, gar nicht auf, obwohl auch sie zur Gesamtbevölkerung gehört. Weniger und gar nicht repräsentativ für die Gesamtbevölkerung sind die Personen, die in Universitätskliniken liegen, da es sich dabei meistens um kompliziertere Fälle handelt. Weniger und gar nicht repräsentativ für die Gesamtbevölkerung sind auch die Personen, die Selbsthilfegruppen aufsuchen, da diesen Menschen, die vergleichbaren Einrichtungen beiwohnen, allen eine bestimmte Mentalität zu eigen ist: Sie stellen nur einen verschwindenden Anteil in der Gesamtbevölkerung dar. Von den Patienten, die zu mir in Be-

handlung kamen und kommen, sind nur ca. 1% in einer Selbsthilfegruppe.
Der scheinbare Nachteil für die Erforschung der Wirksamkeit der Biomentalen Therapie ist die Tatsache, daß man keine Vergleichsuntersuchung durchführen kann. Der Vergleich mit unbehandelten Patienten zeigt, daß sich bei diesen in der Regel Verschlechterungen einstellen und nur extrem selten Verbesserungen - bezogen auf Patienten, deren Beschwerden bereits mehrere Jahre bestehen. Doppelblindstudien, wie sie gerne in der HNO-Wissenschaft betrieben werden, können gar nicht durchgeführt werden, da der Patient aktiv an der Therapie beteiligt ist.
Doppelblindstudien, mit denen die Wirksamkeit von Medikamenten, Laser, HBO und anderen Verfahren zur Behandlung des Tinnitus z.B. gemessen werden sollen, sind nicht wissenschaftlich genau: Das bewußte "Behandelt-werden" und die wissentliche Teilnahme an einer Untersuchung führen bei jedem Patienten bereits zu individuell unterschiedlich quantitativen und qualitativen psychoneuroendokrinoimmunologischen Organreaktionen, die jede Untersuchung verfälschen.
Oft gibt es Plazeboeffekte, die als Behandlungserfolg gedeutet werden, das heißt, es gibt Verbesserungen und Heilungen, die auf suggestivem Wege entstehen. Das wäre akzeptabel, denn was hilft, ist richtig. Leider aber hält die Wirkung, nämlich auf Grund der unverändert bestehen bleibenden Belastungen, nicht lange an. Deswegen findet man über diese Therapien auch keine Langzeituntersuchungen.

Forschung und Fehler

In Doppelblindstudien arbeitet man mit Vergleichsgruppen. In der einen Gruppe bekommen die Patienten die Behandlung tatsächlich, in der anderen bekommen sie diese nur scheinbar. Bei der scheinbarer Behandlung ohne irgend eine wirksame Substanz fehlen aber auch deren Nebenwirkungen. Auf diese wird vor dem Einsatz jeder Behandlung hingewiesen. Das gilt für die Infusionstherapie, die hyperbare Sauerstofftherapie und viele andere chemische oder physikalische Behandlungsmethoden. Es wird also so getan, als könnten die zu Untersuchenden der einen Gruppe das Fehlen der Nebenwirkungen nicht merken, die auf eine eventuell wirksame Behandlung hinweisen würden. Aber auch andere bekannte Nebenerscheinungen fallen weg, wie Wärme, Geräusche und Funktionslämpchen arbeitender Maschinen etc. Die Patienten dieser Behandlung ahnen schon, daß sie zu denen gehören, deren Behandlung nur simuliert ist. Die anderen merken an den Nebenerscheinungen, daß eine Behandlung stattfindet. Letztere reagieren über die psycho-neuro-endokrino-immunologische Schiene auf ihren Eindruck. Diese organwirksamen Reaktionen verfälschen jede Untersuchung und Statistik.
Auch wenn diese "Regiefehler", die ich in Kliniken immer wieder beobachten konnte, weitgehend vermieden werden könnten, was nicht hundertprozentig möglich sein wird, erfüllen beide Untersuchungsgruppen trotzdem keine gemeinsamen Voraussetzungen. Man möchte zwar gerne, daß Plazeboeffekte in beiden zu vergleichenden Untersuchungsgruppen in gleichem Maße vorhanden seien. Das ist allerdings

auch nicht der Fall, da jeder Mensch auf Grund seiner individuellen Lebensgeschichte auf Behandlungen und Untersuchungen in Bezug auf Suggestibilität (Plazeboeffekt) ganz unterschiedlich reagiert, so daß beide Gruppen in dieser Hinsicht nichts Gemeinsames haben. Wissenschaftlich exakt wäre demnach nur eine "Vierfachblindstudie", bei der weder (erstens) der Arzt noch (zweitens) der Patient wissen, womit behandelt wird, bei der (drittens) weder Arzt noch der Patient wissen, daß eine Untersuchung stattfindet und bei der (viertens) der Patient nicht einmal weiß, daß er überhaupt behandelt wird. Nur so würde sich die Psyche und ihre Fähigkeit der körperlichen Beeinflussung ausschalten lassen, damit man wissenschaftlich relevante Ergebnisse bekommen könnte.

Über 15.000 Behandlungen

Der Zufall hatte es also gewollt, daß ich mich seit 1981 mit diesen Erkrankungen beschäftige und weit mehr als 15.000 tiefenpsychologische Gespräche geführt habe. Diese Menge an Befunden dürfte einzigartig sein. Es gibt keinen mir bekannten Kollegen, der derart viele ärztlich-psychologische Gespräche mit Betroffenen hat führen können. HNO-Ärzte können keine tiefenpsychologischen Befunde erheben, geschweige denn jemals derart viele Patienten mit vergleichbaren Krankheitsbildern sehen. Sie befassen sich schließlich auch noch mit hundert anderen Erkrankungen ihres Fachgebietes. Auch kenne ich nur Psychotherapeuten, die ab und an auch einen Tinnitusgeplagten behandeln. Was will ich damit sagen? Ich will darauf hinaus, daß ich auf Grund dieser Vielzahl von Konsultationen auf ganz andere Erfahrungen zurückgreifen kann, als es vielen Kollegen möglich ist und daß ich daher in der Lage bin, Dogmen umzustürzen.

Beispielsweise ist es ein Dogma, daß ein zwei Jahre bestehender HNO-ärztlich behandelter Tinnitus mit Mitteln der HNO-Technik nicht mehr heilbar ist. Schon nach drei Monaten gibt die HNO-Medizin nach ihren einseitigen Erfahrungen einem Tinnitusbetroffenen keine Chance mehr. Ganz anders geht es mir mit der Biomentalen Therapie. Mit ihrer Hilfe können langjährige Störungen wie Ohrgeräusche, Schwindel und Hörverschlechterungen verbessert und oft ganz behoben werden (siehe die Broschüre "Tinnitus ist heilbar").

Die Ursachen der Erkrankung müssen erkannt werden, um helfen zu können.

Es sind die Anspannungen, vor allem die einseitigen, die über psycho-neuro-endokrino-immunologischem Wege die Ohrstörungen verursachen. Man könnte also diese Störungen als ein "Biosoftware-", und nicht als ein "Biohardware-Problem" bezeichnen. Anders gesagt, ein Tinnitus z.B. ist eine Folgereaktion des Ohres auf eine Kettenreaktion von Reflexen. Das Ohr selbst ist intakt und bleibt es, nur die Funktion ist gestört. Wenn die Anspannungen eine Zeitlang angedauert haben, dann aber nicht mehr vorhanden sind, müßte, so könnte man folgern, der Tinnitus von alleine verschwinden. Das tut er aber nicht, weil der Mechanismus der Außeneinwirkung zu lange stattfand und gespeichert (konditioniert) wurde. Die HNO-Ärzte kennen das Phänomen, daß nämlich ein Tinnitus, der ca. 3 Monate besteht, mit ihren Methoden nicht mehr heilbar ist und auch von alleine selten verschwindet. Er wird deshalb fälschlicher Weise als chronischer Tinnitus bezeichnet. Die HNO-Ärzte wissen jedoch nicht, warum dies so ist. Die Erklärung für das Phänomen: Eine Sinneswahrnehmung wie ein Ohrgeräusch, das einige Wochen oder Monate angedauert hat, ist nach dieser Zeit "abgespeichert" und immer wieder aus dem Gedächnis abrufbar. Aber nicht nur der Tinnitus als Sinneswahrnehmung ist gespeichert, sondern der gesamte Reflexmechanismus, der den Tinnitus im Ohr aufkommen ließ. Dieser Reflexmechanismus kann aber mit Hilfe des Biomentalen Trainings dekonditioniert werden.

Tinnitus kann "ansteckend" sein!

Der konditionierte Mechanismus, der zum Tinnitus führt, ist immer aktivierbar, wenn der Betroffene allein in irgendeiner Art und Weise mit dem Begriff "Tinnitus" konfrontiert wird. Um die Konditionierung zu blockieren (wozu die Biomentale Therapie ebenfalls eingesetzt wird), sollte die Konfrontation des Betroffenen mit dem Begriff "Tinnitus" und Erinnerung an die Krankheitserscheinungen vermieden werden. Löschen kann man ein einmal erlebtes Sinnesereignis, wie einen Tinnitus, aus dem Gedächnis leider nicht. Auch ist es vorgekommen, daß Personen, die sich zu intensiv mit Tinnituspatienten und ihrem Thema befaßt haben, schließlich selbst einen Tinnitus bekamen. Die Anspannung in einem Gespräch mit einem Tinnitusbetroffenen ist übertragbar. Ein sensibler Mensch, der zudem noch über die Voraussetzungen verfügt, die man für einen Tinnitus benötigt (siehe PNI-Innenohrsyndrom), fühlt mit und kann unter ungünstigen Bedingungen selber die Beschwerden bekommen. Das soll nicht heißen, daß Unterhaltungen mit den Betroffenen nun völlig unterlassen werden sollten. Aber man sollte vermeiden, nur über das Symptom selbst zu reden anstatt über den Weg, der aus diesem Beschwerdebild herausführt. Warnen muß ich daher vor Selbsthilfegruppen, deren Zweck allein darin besteht, daß jeder unkontrolliert anderen Betroffenen seine Symptome bis ins kleinste Detail schildern kann. Das hilft niemandem, es kann aber schaden.

Selbstverständlich haben manche Selbsthilfegruppen ihre Existenzberechtigung. Die Deutsche Tinnitus-Liga (DTL) beispielsweise hat einen enormen Zulauf an Betroffenen, weil viele HNO-Ärzte auf Grund ihrer Hilflosigkeit dem Tinnitus gegenüber froh sind, wenn sie ihre unzufriedenen Patienten abgeben können. Sie unterstützen die DTL, weil sie ihnen die Arbeit abnimmt, die sie als Ärzte eigentlich selbst leisten müßten. Sie verschaffen sich ein gutes Gewissen, das Problem ist aber nur auf die DTL umgewälzt worden, die sich nun mit dem Tinnitusbetroffenen auseinandersetzen muß. Letzterer ist zunächst dankbar dafür, im Gespräch mit Gleichbetroffenen zu erfahren, daß er mit seinen Symptomen nicht alleine lebt. Er fühlt sich vielleicht sogar in der Gruppe geborgen und kann dadurch seine Verzweiflung und Angst überstehen. Doch dann sollte er nicht beginnen zu lernen, mit seinen Beschwerden zu leben, sondern sich bald aufraffen, um lernen zu können, sich von seinem Tinnitus zu trennen.

Ein Beispiel, wie Tinnitus entstehen und bleiben kann

In meinem Beispiel erlebt ein Mann eine längere Phase von Anspannungen, indem er jede Nacht vom Krankenhaus angerufen wird, weil man ihn mit den Verschlimmerungen des Gesundheitszustandes seiner Ehefrau auf dem Laufenden halten möchte. Bei jedem Anruf fährt er erschreckt hoch und ahnt Schreckliches. Nachdem seine Frau gesund wurde und seit einigen Wochen wieder zu Hause ist, bekommt er Ohrgeräusche. Er läßt sich zunächst mit den üblichen Methoden erfolglos behandeln. Nach einem halben Jahr sind die Geräusche immer noch vorhanden und werden während bestimmter Anspannungsphasen stärker.

Was ist geschehen? Warum bekommt er erst Ohrgeräusche, nachdem die Anspannungen vorüber sind. Und warum gehen sie nicht mehr weg, da doch die eigentliche Belastung vorüber ist?

Der Mann, der "vorbelastet" sozusagen schon dazu tendiert, angespannt zu sein, ist während der Krankheit der Ehefrau natürlich zusätzlich angespannt, wird aber durch die Beschäftigung mit der Situation auch wieder abgelenkt. Er hofft zum Beispiel, daß alles gut ausgeht, erinnert sich an schöne Zeiten etc. Er verdrängt auch seine Angst. Nach der Entlassung der Ehefrau ist die reale Streßphase abgeschlossen und kann erst jetzt, da sie abgeschlossen ist, verarbeitet werden. Dieses Verarbeiten in der Erholungsphase stellt in unserem Falle eine Überforderungssituation dar. Das ist der eigentlich wirksame "Streß im Kopf", der über PNI-Reflexe den Tinnitus auslöst. Je länger die Verarbeitung braucht, desto tiefer prägt sich der Tinnitus ein, dessen Entstehungsmechanismus (Reflexe) immer wieder dann aktiviert wird, wenn der Betroffene mit Dingen konfrontiert wird, die mit dem Krankenhausaufenthalt in Verbindung stehen. Das können Rechnungen des Krankenhauses sein, Abrechnungsformalitäten mit der Krankenkasse, nächtliche oder abendliche Telefonanrufe. Überhaupt kann das Telefonklingeln ein Schlüsselreiz sein, der die seinerzeit erlebte Anspannung reaktiviert. Dieser Reiz ist nämlich konditioniert, zum bedingten Reflex geworden (ähnlich der Bremsaktion eines Beifahrers). Das alles ist für das Verschwinden des Ohrgeräusches hinderlich. Dieser Mechanismus ist deshalb HNO-ärztlich nicht abzustellen.

Man muß also, um zu therapieren, dieses Programm, das wie ein Computerprogramm abläuft, umschreiben oder ein ausgleichendes Programm einspeichern. Das geschieht mit Hilfe des Biomentalen Trainings, in dem nämlich diese erforderlichen Gegenreflexe trainiert und damit einprogrammiert werden.

Um bei dem Beispiel zu bleiben muß darauf hingewiesen werden, daß nicht nur die im Zusammenhang mit der Erkrankung der Ehefrau auftretenden Anspannungen dafür sorgen, daß die Ohrgeräusche bleiben, sondern daß auch viele andere Dinge zu Anspannungen führen können. Auch vor der Erkrankung der Ehefrau, währenddessen und unabhängig von ihr sind Anspannungen dagewesen, die mit der Persönlichkeit des Mannes im Zusammenhang stehen. Es mußte also nicht nur die Krankheitssituation als Akutbelastung oder Primärbelastung verarbeitet werden, sondern weit mehr.

Reflexe und Gegenreflexe

Jede belastende Situation, ihre Wahrnehmung, sogar die Gedanken daran sind immer mit körperlichen Reaktionen verbunden - mit Reflexen. In Phasen der Anspannungs spannt sich die

Muskulatur ebenfalls an, vornehmlich im Nackenbereich. In der Entspannungsphase neutralisieren sich diese Kräfte. Für viele Menschen und besonders für die hier besprochene Personengruppe gibt es diese Entspannungsphasen nicht (mehr). Es kommt zu einer Daueranspannung. Alle Folgeschäden (HWS-Beschwerden, -Schäden, Bandscheibenprobleme etc.) sind nur auf diese Muskelanspannungen zurückzuführen. Zusätzliche Muskelanspannungen durch Sport und die damit verbundene Leistungsorientiertheit oder durch jegliche andere Situationen müssen also vermieden werden, solange man keine Gegenreflexe - also Muskelentspannungsreflexe - aktivieren kann. Auch Massagen können dem Anspannungsreflexgeschehen nichts anhaben, sind deshalb nur ganz kurzfristig wirksam und somit im Vorfeld einer Biomentalen Therapie nutzlos. Während der Anspannung der Nackenmuskulatur spannt sich auch die Kaumuskulatur an. Auch in diesem Fall gibt es diverse Folgeschäden durch z.B. nächtliches Zähneknirschen, weshalb oft vordergründig eine Kauschiene verschrieben wird. Sie schont zwar die Zähne, bis sie durchgekaut ist, kann aber die Anspannung nicht beseitigen. Diese Muskelanspannungen üben eine mechanische Kraft auf die Gelenke aus, deren Gelenkkapseln vermutlich Rezeptoren beherbergen, die wiederum einen gefäßverengenden Impuls aktivieren.

Letzteres wird auch über das vegetative Nervensystem in Anspannungssituationen besorgt. Ebenso führen Hormone des Neurohormonellen System in Anspannungsphasen zu Blutgefäßverengungen und Blutviskositätserhöhung (das Blut wird dickflüssiger) sowie zu vielen anderen Störreaktionen. Als letztes ist auch das Immunsystem in die Anspannungsreaktionen involviert. Aus diesem Wege entstehen Störungen im Hör- und

Gleichgewichtsorgan, die zu den Symptomen Ohrgeräusche, Hörverlust und Drehschwindel führen. Auch der endolymphatische Hydrops (eine Flüssigkeitsüberproduktion im Gleichgewichtsorgan) des Morbus Menière, den die HNO-Ärzte als Ursache der Menière'schen Krankheit betrachten, entsteht ebenfalls auf diesem psychoneuroendokrinoimmunologischen (PNI) Weg.

Der Erkrankungsmechanismus ist nachvollziehbar. Er entsteht als Außenreiz primär über das Ohr und Auge oder als Innenreiz (Gedanke) vom Großhirn ausgehend. Er wird in speziellen Hirnstrukturen durch erlerntes und dort gespeichertes Anspannungsverhalten verstärkt, löst im akuten Fall einen Bereitstellungsreflex aus, der sich, wie oben beschrieben, muskulär, vegetativ, neurohormonell und immunologisch schließlich und endlich im Ohr auswirkt. Geschieht dieser Mechanismus oft hintereinander und wird zu selten unterbrochen oder aufgelöst (durch Entspannung), prägt er sich ein. Die autonomen Systeme sind nämlich lernfähig. Im Sinne einer Konditionierung sind dann nur noch kleine Belastungen nötig, um diesen Mechanismus auszulösen.

Man ist mitverantwortlich

Man darf nicht lernen wollen, mit Tinnitus zu leben, weil man lernen würde, auf einem Pulverfaß zu sitzen. Der Tinnitus, die Höreinbuße und auch der Schwindel stellen in gewisser Hinsicht Warnsignale dar, die auf ominöse Umstände aufmerksam machen wollen. Ihre Aussagen sind offensichtlich: "Du stehst unter Druck!". Es gilt also, den Druck abzubauen oder belastbarer zu werden (letzteres wird auch in der Biomentalen Therapie erlernt). Auch wenn der anfängliche Druck nicht mehr da ist, ein Ohrgeräusch aber immer noch, hat, wie ich oben erklärt habe, eine Konditionierung stattgefunden. Das heißt, die organische Anspannungssituation wird durch geringste Reize aufrechterhalten und verstärkt sich bereits durch kleinste Anlässe. Man ist also ständig gefährdet. Nur das objektive Reduzieren oder Verschwinden der Ohrgeräusche weist auf eine innere Ausgeglichenheit, Belastbarkeit und Streßresistenz hin. Wer nichts aus seinen Beschwerden lernt, keine Veränderung seiner Lebensführung anstrebt, ist permanent gefährdet. Aus diesem Grunde kann ich nur vor sämtlichen externen Behandlungsmethoden warnen, die nicht eine Auseinandersetzung mit der Lebenssituation als Grundlage der Behandlung betrachten. Denn diese alleine macht krank. Abgesehen von der Wirkungslosigkeit und Ablenkung von der eigentlichen Ursache sind viele dieser Methoden auch noch ungesund und machmal sogar lebensgefährlich (Stellatumblockaden, Infusionen, hyperbare Sauerstofftherapie...).

Abschalten will gelernt sein

"Ich kann mich aber entspannen, ich kann abschalten und schlafe gut", sagen manche Patienten. Wissen diese Personen überhaupt, was entspannen, abschalten und gutes Schlafen bedeutet? Nicht wenige von ihnen mußten später zugeben, daß sie immer nur geglaubt hatten, sich entspannen zu können, richtiges Abschalten und gutes Schlafen aber erst mit dem Biomentalen Training kennengelernt haben.

"Wie kann es sein, daß die Ohrgeräusche morgens besonders laut sind, wenn ich doch gut und entspannt geschlafen habe", fragen mich diese Patienten immer wieder. Die Antwort ist auch immer wieder dieselbe: "Sie können nicht gut und entspannt geschlafen haben". Auch wenn man sich nicht daran erinnert, kann man geträumt haben. Oft kann man sich aber auch an einen Traum erinnern. Der Traum stellt die Verarbeitung einer Belastung dar, für deren Verarbeitung tagsüber keine Zeit blieb. Wer tagsüber von einer Aktivität in die andere gerät und abends erschöpft ins Bett fällt, muß einen Teil seiner Erlebnisse im Schlaf verarbeiten. Er muß also auch noch nachts aktiv sein, nämlich (ver)arbeiten. Das Verarbeiten ist mit Anspannungen verknüpft, wie man es vom nächtlichen Zähneknirschen kennt. Aber auch der Nacken und das neuro-endokrino-immunologische System sind in Alarmbereitschaft.

Kein Wunder, daß Ruhephasen generell ein Risiko darstellen. Da nachts, am Wochenende und im Urlaub die Verarbeitung von Belastungen nicht durch die tägliche Arbeit vermieden werden kann, sondern in dieser "arbeitsfreien" Zeit weiterhin erfolgt, entstehen gerade in dieser Zeit die meisten Hörstürze, menière'schen Anfälle und Ohrgeräusche. Eine scheinbar streßfreie Zeit wird zum krankmachenden Streß. Der Anspannungsmechanismus kommt in Gang.

Daß man in Ruhephasen Dinge des Lebens verarbeitet und verarbeiten muß, ist normal. Es wird auch niemand davon krank, wenn es nicht zu viel auf einmal zu verarbeiten gibt. Wer allerdings über einen längeren Zeitraum keine Zeit zur Ruhe, Muße, also zur Verarbeitung übrig hat, muß, sobald er zur Ruhe kommt, zu viel in zu kurzer Zeit bewältigen. Dies ist die Überforderungssituation, sie "haut den Menschen um", er wird krank.

Auch bei der Biomentalen Therapie - im Vorprogramm zum Beispiel - können die Beschwerden anfangs zunehmen, da man zur Ruhe kommt und noch zu wenig abgelenkt wird. Denn die Verarbeitung der Belastungen, die in der letzten Zeit erfolgt sind, wurde bis zu diesem Zeitpunkt vor sich hergeschoben. Die bei der Verarbeitung entstehenden Anspannungen können die Beschwerden kurzfristig verstärken. Aber die Verarbeitung geschieht unter dem Schutz der Biomentalen Therapie. In gleichem Maße, wie in der Verarbeitung Anspannung entsteht, trainiert der Patient die Gegenreflexe, und die Beschwerden verringern sich schnell. Nur das Abbrechen der Therapie wäre riskant. Eine Verstärkung der Beschwerden über einen längeren Zeitraum durch die Biomentale Therapie kann es nicht geben.

Daß bei einigen wenigen Patienten nach der Behandlung trotz der Biomentalen Therapie eine Verstärkung ihrer Beschwerden vorkommt, liegt an der Tatsache, daß zusätzliche Belastungen leider durch die Behandlung und Selbstbehandlung nicht abgefangen werden konnten. Manche Patienten haben auch ihren Gesundheitszustand nach der Biomentalen Therapie überschätzt und sich bewußt gegen die Gesetze der Vernunft weiteren vorwiegend beruflichen Belastungen ausgesetzt.

Diese Betrachtung soll einen Überblick der Themen geben, die in den folgenden Kapiteln ausführlich besprochen werden sollen.

Zeichen einer Überforderung

Was ist eine Überforderung?

Überfordern bedeutet laut Duden (Bedeutungswörterbuch), daß von jemandem mehr verlangt wird, als er körperlich oder von seinem Wissensstand o.ä. her leisten kann. Im Gegensatz zur Überbeanspruchung oder Überlastung, die auch kurzfristiger Natur sein kann, erfolgt bei der Überforderung die Überlastung eine längere Zeit, in der es keine Möglichkeit gibt, sich von den Strapazen zu erholen. Anders ausgedrückt, führen kurze Überbelastungsphasen, denen Erholungsphasen folgen und die für einen Ausgleich sorgen, nicht zu einer Überforderung. Wer verlangt aber von jemandem mehr, als dieser in der Lage ist zu bewältigen? Leider beginnt das Elternhaus, das sprichwörtlich" für seine Kinder das Beste möchte" mit dieser Überforderung, indem es sich an den gesellschaftlichen, schulpolitischen und anderen Normen orientiert. Dies tut allerdings nur das unsichere, wenig selbstbewußte oder vielleicht auch zu bequeme Elternhaus, welches aber auch am häufigsten vertreten ist. Selbstbewußte, individuell denkende Eltern haben eigene Normen, die sie versuchen, in die gesellschaftlich vorherrschenden Normen zu integrieren. Das kann oft schwer fallen. Leichter ist die Anpassung, die allerdings in einem "Massenwahn" ausufern kann, wie wir es heutzutage erleben. Die Überforderung der Kinder entsteht aus dem elterlichen Wunsch, aus ihnen erfolgreiche Erwachsene zu machen. Erfolgreich bedeutet aber nicht unbedingt das, was man früher darunter verstand, eine gute und sichere Position, einen Beamtenstatus oder ein Geschäft, einen Handwerksbetrieb oder ähnliches, womit man sich ein zufriedenes und gutes Leben gestalten kann. Heute strebt man nach mehr, weil man ständig über Menschen informiert wird, die Superkarrieren gemacht haben. Die Eltern fragen sich, ob nicht in ihrer Tochter auch eine Steffi Graf- oder eine Claudia Schiffer-Karriere stecken könnte, die nur gefördert werden muß. "Vielleicht ist unsere Sohn ein Sporttalent oder ein Wunderkind der Musik", denken sich die gesellschaftsorientierten Eltern. Wäre es nämlich so, dann ginge es nicht nur um ein zufriedenes Leben, sondern um den größten materiellen Reichtum, den man sich vorstellen kann. Jedem werden täglich die Möglichkeiten vor Augen geführt, pro Monat Millionen Mark verdienen zu können. Wenn da in manchen Elternköpfen kein Ehrgeiz für ihre Kinder aufkommt, würde es mich wundern.

Krankmachender Ehrgeiz

Hörstürze bei Kindern sind oft die Folge des Ehrgeizes. Ein Student berichtete mir von seinem ersten Hörsturz mit sechs Jahren, den er als klavierspielendes Wunderkind erlitt. "Von dem Tag an", sagte er, "durfte ich endlich mit anderen Kindern spielen, so wie die es vorher schon taten, als ich Klavier üben mußte".

Das sind extreme Beispiele. Die Anforderungen unserer Zeit, repräsentiert durch die Schule und damit auch durch das Elternhaus, das die Schule unterstützen muß, reichen oft schon aus, um Überforderungssituationen zu provozieren. Das mangelnde Interesse an Erholungsphasen für Kinder, am notwendigen "Trödeln" und Spielen trägt dazu bei. Nur Leistung ist gefragt. Später, wenn man diesem äußeren Druck und den Erwartungen, die andere an einen stellen, entkommen ist, hat sich dieser Druck bereits verinnerlicht. Man macht ihn sich dann bereits selbst.

Aber auch in der Werbung sieht man nur Sieger. Die Werbung ist an der Unzufriedenheit vieler Menschen mitschuldig. Das fast erzwungene Betrachten der Werbefilme in den Werbepausen von Sendungen oder Spielfilmen, stellt eine Beeinflussung des Menschen dar. Nicht jeder Mensch wird von bestimmten Produkten angesprochen, das ist bekannt, aber jeder Mensch wird von bestimmten Stimmungsbildern, die sich um das Produkt herum ranken, beeinflußt. Sehr häufig wird das Bild eines sorgenfreien Lebens, das Leben von Siegern und schönen Menschen vorgegaukelt, und zwar in einer Häufigkeit, die es in der Realität gar nicht geben kann. Die Häufigkeit der Konfrontation mit diesen künstlichen Lebensweisen führt im Unterbewußtsein dazu, daß der Eindruck gewonnen wird, der gezeigte Lebensstil sei in den meisten Familien gängig und in Deutschland und anderswo üblich. Irgendwann beginnt man einmal in den Spiegel zu schauen und sich zu fragen, warum bin ich nicht so schön, so reich, so zufrieden, was mache ich falsch? Und die wirklich großen Leistungen, die manche dieser Menschen vollbringen, werden als nichts Besonderes mehr empfunden, stellen keine Selbstbestätigung mehr dar. Dies ist eine Frage des Selbstwertgefühls, werden jetzt viele denken und sagen. Das ist richtig, aber ein Selbstwertgefühl darf des ständigen Vergleiches mit der Realität. Der Vergleich mit der Realität vollzieht sich zwar, aber auch der Vergleich mit Scheinwelten, wie die, die von der Werbung produziert werden. Das menschliche Unterbewußtsein kann dort keinen Unterschied machen. Dadurch kommt eine Verschiebung der Wirklichkeitswahrnehmung zustande und zwar in eine Richtung, die die Wirklichkeit als viel imposanter erscheinen läßt, als sie in Wirklichkeit ist. In Anbetracht dieses Reichtums und Glückes und in Anbetracht der Leichtigkeit des Lebens vieler Menschen, die es in Wirklichkeit gar nicht gibt, kommt man sich, ob man es will oder nicht, ganz klein und armselig vor. Das betrifft jeden, der sich nicht aus beruflichen Gründen kritisch damit auseinandersetzt. Die Folgen dieser Unzufriedenheit äußert sich häufig in einem noch größeren Schaffensdrang, der ebenso in einer Überforderungssituation und damit einem Hörsturz enden kann.

Was ist passiert? Eine Hirnwäsche? Tatsächlich, das Aufwachsen und Gedeihen in einer leistungsorientierten Welt verursacht ein Verinnerlichen dieses Denkens, läßt den Leistungsdruck zum eigenen Denken werden. "Ich mache mir Druck, ich mache mir den Streß selbst, ich erwarte zu viel von mir", sind die Aussagen von Betroffenen, die dieses Leistungsdenken übernommen haben, dessen "Lebensfeindlichkeit" sie allerdings erkannt haben, und die die Leistungsorientiertheit daher im Grunde ablehnen. "Aber", so kann man sagen, "der Kopf ist rund, damit das Denken die Richtung wechseln kann".

Die Überforderung ist das Verbindungsglied von Umwelt, ihrer Repräsentanz in uns und unserer biologischen Natur. Die Welt, in der wir leben und ihre Repräsentanz, die sich in Form von Normen, Verhaltensmustern und eigenen Erfahrungen in unserer Persönlichkeit wiederspiegelt, übt einen großen Einfluß auf unsere seelische und unsere körperliche Gesundheit aus. Wird über diese Instanzen mehr von uns verlangt, als wir in der Lage sind zu leisten, beginnt die Überforderung.

Was zu viel ist, ist zu viel

Eine Überforderung ist die Folge zu vieler Belastungen ohne Entlastungsmöglichkeiten in einem zu kurzen Zeitraum. Für meine Patienten bzw. für alle Betroffenen, den "Leistungsträgern" unserer Gesellschaft, ist es üblich, sich bis an die Grenze der Belastbarkeit heranzuwagen. Dies gilt vor allem für den beruflichen Bereich. Pflichtbewußtsein und Zuverlässigkeit sind ihre Stärken, Abschalten, Regenerieren und Belastungen adäquat verarbeiten zu können sind die Schwächen. Wenn dann noch andere Belastungen hinzukommen, ist die Erschöpfung schnell erreicht. "Ich bin mit beruflichen Dingen voll ausgefüllt, es darf jetzt nicht noch Privates dazukommen", sind die Aussagen vieler meiner Patienten. Neben Schicksalsschlägen sind es häufig Bauvorhaben, Pflegefälle und andere private Dinge, die das Maß füllen und das Faß zum Überlaufen bringen. Wenn die dabei entstehenden Anspannungen nicht abgefangen werden können, wird eine Kettenreaktion ausgelöst, die sich in Form von Reflexen auf verschiedenen organisch-funktionellen Ebenen auswirkt und über viele Zwischenschritte das Ohr (und auch andere Organe, vornehmlich im Kopfbereich) erreicht, in dem sich diese Anspannung als Hörsturz, Drehschwindel oder Tinnitus äußert.

Daß es sich als Auslöser dieser Störungen um Überforderungssituationen handelt, ist eindeutig durch die analytisch orientierte Anamneseerhebung belegbar. Dieses objektive Untersuchungsinstrumentarium läßt den unvorgebildeten Patienten den Auslöser seiner Symptome vorformulieren. Doch was an Zwischenschritten zwischen dem abstrakten Zustand der Überforderung und dem Hör- und Gleichgewichtsorgan abläuft, einem Computerprogramm gleich, ist durch psycho-physiologische Erkenntnisse, die in den letzten Jahren gemacht wurden, erkenntlich geworden.

Die Überforderung ist ein Notfall. Der Organismus gerät in Alarmbereitschaft. Sogenannte Bereitstellungsreflexe finden statt - in der Muskulatur, im vegetativen Nervensystem, im neurohormonellen System und im Immunsystem. Jeder kennt den Begriff Adrenalin. Die Produktion dieses Streßhormons ist ab und zu sogar ganz gut, eine Dauerproduktion im Rahmen einer Überforderung "vergiftet" den Organismus. Das gilt auch für andere Reaktionen der anderen autonomen Systeme, worauf ich noch eingehen werde. Vom Cortisol weiß man mittlerweile, daß es unter Streß entsteht. Bei Sportlern, wie Marathonläufern hat man sogar festgestellt, daß sich eine dauerhafte Erhöhung des Cortisolspiegels im Blut einstellte, dessen unangenehme Nebenwirkung in einer Zerstörung von Hirnzellen be-

steht. Tests mit ehemaligen Sportlern haben ergeben, daß deren Gedächnisleistung erheblich unter denen von Nichtsportlern zurückliegt.
Deshalb werden Sie verstehen, weshalb Sport kein Ausgleich für Streß sein kann, sondern diesen nur verstärkt. Darüber kann auch das gute Gefühl, das nämlich nur hormonell bedingt ist, nach einer sportlichen Aktivität nicht hinwegtäuschen.

Überforderung beginnt mit der Geburt

Damit Sie mich richtig verstehen, ich habe nichts gegen Leistung, nur gegen zu einseitiges leistungsorientiertes Verhalten, das krank macht, weil es den Menschen überfordert.
Wissen Sie, wann ehrgeizige oder bequeme Eltern bereits beginnen, ihr Kind zu überfordern? Bei der "Sauberkeitserziehung". "Ist Dein Kind schon sauber? Meins immer noch nicht, ich weiß nicht mehr, was ich noch machen soll, damit es keine Pampers mehr zu tragen braucht", sagt die besorgte Mutter. Warum hat sie es so eilig? Was tut sie ihrem Kind an, wenn sie es derart unter Druck setzt? Sie impft es schon sehr früh mit Leistungsdruck. Wenn es dann schließlich diesen für ein Kleinkind schweren Entwicklungsschritt geschafft hat, wird es gelobt, geküßt, umarmt. Das Kind erlebt, ohne es bewußt verstanden zu haben, daß Leistung belohnt wird und ein "Noch-nicht-können" mit Schelte, Ungeduld und Verärgerung bestraft wird. Ist das nötig?
Die Sauberkeit kommt nämlich ganz von alleine, etwas später als es einem vielleicht lieb ist. Sie kommt, wenn das Kind reif genug dafür ist. Diese Reifeentwicklung mit Druck zu beschleu-

nigen, stellt bereits eine Überforderung dar im Sinne der oben genannten Definition (....daß von jemandem mehr verlangt wird, als er körperlich oder von seinem Wissensstand o.ä. her leisten kann).
Der kranke und krankmachende Ehrgeiz der Eltern, falls es nicht die zu große Bequemlichkeit oder der Zeitmangel der Eltern ist, die wie Ehrgeiz erscheinen, resultiert meist aus einer Unsicherheit heraus. Die Eltern fragen sich, ob ihr Kind in seiner Entwicklung zurückgeblieben sein könnte, wenn Kinder gleichen Alters schon trocken sind. Der Kinderarzt beruhigt diese Eltern, aber glauben sie ihm noch, wenn in unseren Medien verwirrende Horrorberichte verbreitet werden, die sich unter den Müttern wie ein Lauffeuer ausbreiten? Wenn in einer Illustrierten "der beste Kinderarzt der Welt, Professor Schlaumeier aus den USA" zu Worte kommt und sagt, daß zu langes Windeltragen zum Schwachsinn führt, dann glauben das viele Mütter. Denn was geschrieben und veröffentlicht wird, muß doch stimmen, oder? Der Ehrgeiz, aber auch die Bequemlichkeit der Eltern, die eben beim Kind zur Überforderung führen können, und der Ehrgeiz, mit dem sich die Erwachsenen selbst belasten, wird sehr stark vom Zeitgeist geprägt.

Die Schuldfrage

Wer ist also schuld daran, daß es überhaupt Überforderungen in erschreckendem Maße gibt, wenn die Eltern, die schließlich auch nur falsch beeinflußt werden, nicht die alleinige Hauptschuld tragen? Jeder ein wenig. Die Eltern, weil sie es sich zu leicht machen und sich nicht ausreichend und richtig informieren, die Wissenschaftler, weil sie sich zu wenig zu Wort melden, die Medien, weil sie unwichtige, aber schillernde Meldungen und Werbung den wichtigen, aber wenig dramatischen Informationen vorziehen. Wen interessiert es und soll es interessieren, wieviele Millionen Dollar Michael Jackson bereits verdient hat? Es ist doch unwichtig für die Frage, ob mir seine Musik gefällt oder nicht. Oder wird nur darüber berichtet, um Neid und Mißgunst zu wecken. Zu welchem Zweck? Sind diese Informationen, die oft gar nicht stimmen und nur eine Seite der Medallie zeigen, inszeniert, um die Menschen unzufrieden mit ihren eigenen, dagegen banal wirkenden Leistungen zu machen? Sind dies Aufforderungen zu mehr Leistung bis hin zur Überforderung? Ich glaube schon.

Der heranwachsende Mensch wird durch seine Umwelt geprägt. Die Leistungsorientiertheit in Familie, Schule und in unserer Gesellschaft fördert bestimmte Persönlichkeitseigenschaften, Charaktere wie z.B. Pflichtbewußtsein (Sauberkeit ist eine der ersten Pflichten) und mangelnde Erholungsfähigkeit. Heranwachsende Menschen sind bestimmten Belastungen ausgesetzt, oft sogar solchen, die sie selbst provozieren, wenn sie z.B. das für sie selbstverständlich erscheinende Pflichtbewußtsein auch von anderen verlangen. Da kann es leicht zur Enttäuschung und zum Streit kommen. Die Belastungen unserer heutigen Zeit, die der Leistungsgesellschaft und die der technischen Errungenschaften, spielen eine wesentliche Rolle in der Entwicklung einer Überforderungssituation.

Die Ursachenke

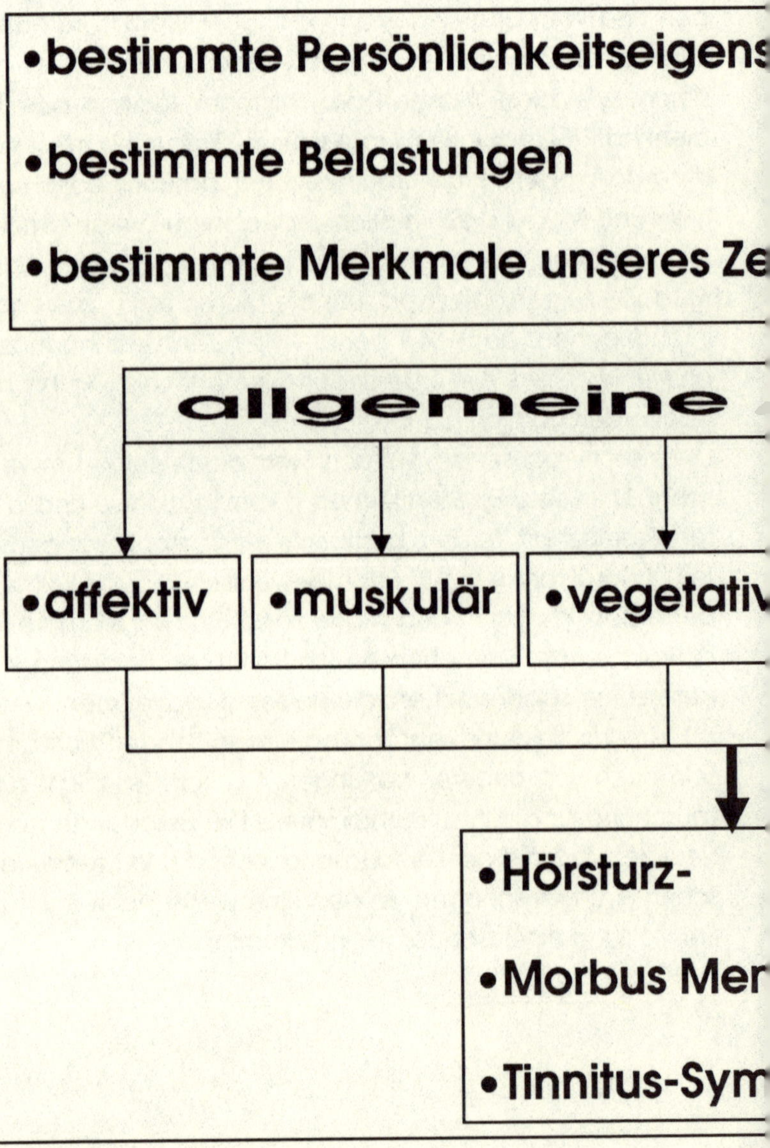

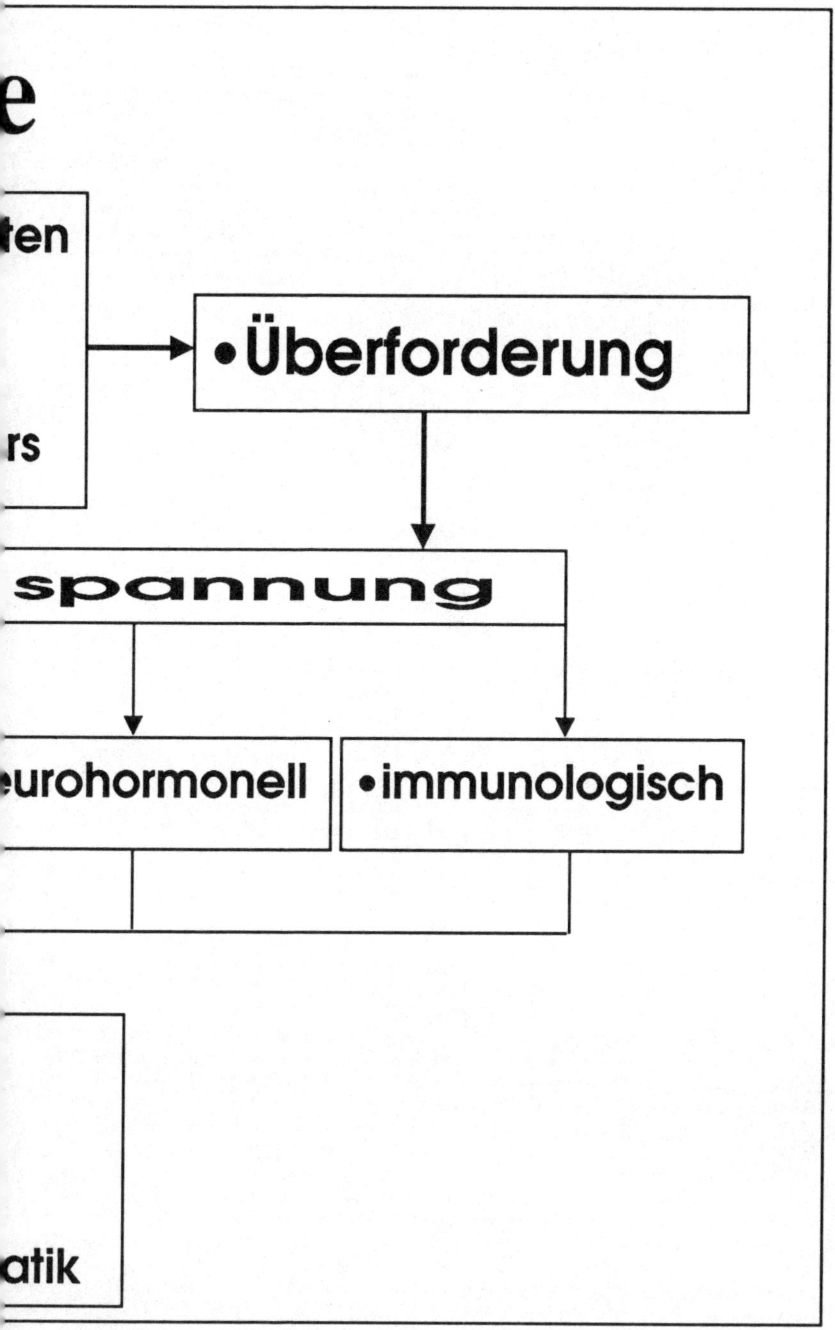

e
ten
rs
•Überforderung
spannung
eurohormonell
•immunologisch
atik

Die Ursachenkette

Ursache und Wirkung

Herausforderung für die Wissenschaft

Ursache und Wirkung

Die Ursachenkette beschreibt den Entstehungsmechanismus der hier besprochenen gesundheitlichen Probleme.

- bestimmte Persönlichkeitseigenschaften
- bestimmte Belastungen
- bestimmte Merkmale unseres Zeitalters

Diese Trias stellt die Primärursache dieser Erkrankungen dar. Vor einigen Jahrzehnten wäre der dritte Punkt als Gesundheitsrisiko für die Allgemeinheit weggefallen, weshalb es damals die hier erwähnten Erkrankungen auch sehr viel seltener gab. Die Schnellebigkeit, die Verschiebung der Belastungen von einer körperlichen auf eine geistigen Ebene war noch nicht in dem Maße vollzogen wie in der heutigen Zeit. Der Punkt "Belastungen" ist eigentlich kein gesonderter Faktor, sondern lediglich ein Produkt aus Strukturen der Persönlichkeit sowie aus Lebensumständen unserer Zeit: Er ist ein Produkt aus der Kollision beider miteinander. Mit dieser Kollision, die sich in ganz neuen, widersprüchlichen Wünschen äußert, wie Qualität auf die Schnelle oder Perfektion in Sekunden, geht eine Überforderung des Menschen einher. Er kann, um bei dem Beispiel zu bleiben, auf die Schnelle keine Qualität liefern, wie z.B. einen gut recherchierten Bericht oder Film, obwohl es von ihm verlangt wird. In vielen Berufsgruppen, besonders im Journalismus und Management, geschieht so etwas. Auf die Dauer führt das unweigerlich zu einer Überforderung, es sei denn, derjenige verfügt über die Fähigkeit, ohne Hilfsmittel abzuschalten und zu regenerieren. Hilfsmittel wie Sport, Sauna, Alkohol, Schlemmen etc. sind erfahrungsgemäß nicht nur nutzlos, sondern stellen eine zusätzliche körperliche Belastung und damit ein weiteres gesundheitliches Risiko dar. Zu dem Protest, den ich jetzt förmlich höre, werde ich an entsprechendem Punkt Stellung nehmen. Um vorzugreifen, möchte ich sagen, daß man mit altmodischen Techniken keine modernen Probleme lösen kann.

•Überforderung

Hierbei handelt es sich um einen abstrakten Begriff, der eine Situation beschreibt, die zu einer bestimmten Reaktion führen muß

•allgemeine Anspannung

Das ist die Reaktion auf die Überforderung, nämlich ein psychischer und körperlicher Zustand der Anspannung, der sich affektiv in Mißstimmungen, körperlich in mehreren Reflexen und

Reaktionen äußert. Die zur Überforderung führenden einseitigen Wahrnehmungen und Gedanken aktivieren bestimmte einseitige körperliche Reaktionen, da bekanntlich jeder Sinnesreiz und jeder Gedanke immer in einer körperlichen Reaktion münden muß. In der Regel sind die Reize und damit die Gedanken verschiedenartig und gleichen sich in ihrer Wirkung aus.

Anders ist es bei einseitigen, permanenten Reizen, sie führen zu genau erkennbaren und meßbaren Reaktionen.

- affektiv
- muskulär
- vegetativ
- neurohormonell
- immunologisch

Unter den affektiven Mißstimmungen finden sich depressive Reaktionen, Angst- und Panikzustände, innere Unruhe, Schlaf-, Konzentrations- und Gedächnisstörungen etc. Bei der schon erwähnten Muskelreaktion handelt es sich um Anspannungen der Nacken- und Kiefermuskulatur. Die vegetative und neurohormonelle Reaktion ist vornehmlich und nachweisbar die Blutgefäßver- engung, und bei der Immunreaktion eine Abwehrschwäche.

- Hörsturz-
- M. Menière-
- Tinnitus-Symptomatik

Ein ganzer Komplex noch nicht genau erforschter Reflexe und

Reaktionen führt schließlich zum Hörsturz, zum endolymphatischen Hydrops, der sich in Form des menière'schen Schwindels äußert und zum Tinnitus als Begleiterscheinung der Grundstörungen.

Herausforderung für die Wissenschaft

An dieser Stelle möchte ich auf die immer noch vorhandene Kluft hinweisen, die aus der mangelnden Erforschung bestimmter Bereiche resultiert, und sich zwischen der Ursache (Persönlichkeit, Belastungen, Zeitgeist) und der Diagnose Hörsturz, Morbus Menière und Tinnitus erstreckt. Den Wissenschaftlern, deren Berufsbezeichnung mit "Psycho" beginnt, werfe ich das gleiche vor, wie denen aus der Hals-Nasen-Ohren Fakultät: daß nämlich beide nur in ihrem eng umschriebenen Gebiet nach Ursachen und entsprechenden Therapiemöglichkeiten dieser Erkrankungen suchen. Sie kümmern sich nicht um die Zwischenschritte, um die Verbindung vom Psychischen zum Körperlichen. Die Schwierigkeit ist wieder die folgende: diese Zwischenschritte stellen ein Programm dar, das man als Bio-Software beschreiben könnte, äußern tun sie sich aber in einem konkreten Organ, womit das Problem als Bio-Hardware-Problem sichtbar wird. Eine Behandlung des Organs wäre demnach genauso unsinnig wie die Reparatur eines Druckers, wenn der Druckfehler durch eine Fehlprogrammierung zustande gekommen ist. Eine Erforschung der Programme im Sinne der Psycho-neuro-endokrino-immunologie ist heute möglich und wird in der Zukunft sicher zu einem wichtigen Punkt werden.

Persönlichkeitseigenschaften als Gesundheitsrisiko

Energieverbrauchende Persönlichkeitseigenschaften:

Überaktivität statt Kreativität
Unterforderung als Belastung
Das Drama der Begabung
Gewissenhaftigkeit als Konflikt
Pflichten und schlechtesGewissen
Aufopferung
Gehorsamkeit kann schaden
Hundertprozentigkeit ist unmöglich
Ehrgeiz kontra Vernunft
Vorgeplante Enttäuschung
Bitterer Ernst

Überaktivität statt Kreativität

Es gibt bestimmte Persönlichkeitseigenschaften, die in unserer Gesellschaft einen Wert an sich darstellen. Dies sind Dynamik oder Aktivität, Gewissenhaftigkeit und Zuverlässigkeit, Pflichtbewußtsein und Gründlichkeit. Diese und ähnliche Eigenschaften setzt man bei Menschen voraus, die Verantwortung tragen und erfolgreich sind. Viele dieser Menschen werden als

"Power-Menschen", Leistungsträger unserer Gesellschaft usw. bezeichnet. Es gibt eine Vielzahl synonymer Begriffe. Das "Arbeitstier" zum Beispiel ist jemand, der nicht aufhören kann zu arbeiten, der als erster in die Firma kommt und als letzter geht. Es kann aber auch eine sich aufopfernde Ehefrau sein, die alles organisiert und dem Ehemann den Rücken freihält, die auch Mutter ist, die Erziehung in die Hand nimmt, die auch anderen hilfsbereit gegenüber ist. "Unser bester Mann" ist derjenige in einem Betrieb, der alles weiß und alles kann, der nie krank feiert, für alle da ist und auch nicht nein sagen kann, wenn jemand ihn um etwas bittet. Auch Behinderungen und Pflegefälle in der Familie können jemanden mit der Neigung zum Perfektionismus in schwerste Erschöpfungszustände bringen.

Energieverbrauchende Persönlichkeitseigenschaften können also ein Gesundheitsrisiko darstellen, denn Hörsturz, M. Menière und Tinnitus bekommen nur Menschen, welche über Persönlichkeitseigenschaften verfügen, die viel Kraft verlangen. Andere Menschen mit entgegengesetzten Eigenschaften habe ich unter Hörsturz-Patienten nicht gefunden. Persönlichkeitseigenschaften, so gut und gesellschaftlich akzeptabel sie auch sein mögen, können also Gesundheitsrisiken darstellen. Da es aber sehr viele Menschen gibt, die über diese genannten Eigenschaften verfügen, jedoch noch keinen Hörsturz, Tinnitus oder Morbus Menière haben, müssen diese eine Schutzfunktion bezüglich dieser Erkrankungen entwickeln, die andere nicht mehr haben: Es ist die Fähigkeit, sich psychisch und körperlich zu erholen. Diese Fähigkeit haben die Betroffenen nicht mehr. Sie versuchen zwar durch weitere andersartige Aktivitäten einen Ausgleich zu finden, diese sind aber leider eine zu-

sätzliche Belastung, wie wir noch sehen werden.
Hörsturzbetroffene sind also nicht repräsentativ für die Gesamtbevölkerung, es sind meist Menschen mit leistungsorientierten Persönlichkeitszügen, wie sie sich mancher wünscht, die aber den Ausgleich nicht mehr beherrschen.
Was ist die Ursache für diese Charakterzüge? Temperament ist vermutlich angeboren oder sehr früh entstanden. Aus ihr erwächst die Aktivität, die etwas in Bewegung setzt. Kleinen Erfolgen im privaten oder beruflichen Bereich folgen größere Erfolge, manchmal auch Niederlagen. Die Menge der Aktivitäten gleicht die Niederlagen aus. Eine Überaktivität ist entstanden. Geschürt werden diese Handlungsweisen durch gesellschaftliche Normen, die schon in der Grundschule hoch bewertet werden: "Ohne Fleiß kein Preis", "Wer rastet, rostet", "Morgenstund' hat Gold im Mund",...
Diese veralteten Normen plädieren für Überaktivität statt für Kreativität, obwohl man doch weiß, daß sich eine gute Idee fast von alleine verwirklicht, ohne zu überfordern, und nur schlechte Ideen Arbeit machen.

Unterforderung als Belastung

"Ich leide unter meinen Ideen." So sind die Aussage und auch Gedanken vieler Betroffener, die in Ruhephasen oder beim Lesen einer Zeitschrift oder beim Konsumieren einer Fernsehsendung Ideen entwickeln. Auf der einen Seite stellt es oftmals eine geniale Fähigkeit dar, kreativ zu sein, Ideen zu entwickeln, ja regelrechte Erfindungen zu machen, auf der anderen Seite kann diese Begabung zu quälenden Situationen führen: Man kann nicht genießen, sich nicht entspannen, sich nicht freuen, weil ständig etwas Ideenreiches produziert und bearbeitet wird. Wie als Selbstschutzmaßnahme hören einige dieser Personen auf zu arbeiten in der Hoffnung, sich von dieser Überaktivität, die ausschließlich im Kopf stattfindet, zu befreien. Das Gegenteil ist allerdings der Fall, denn durch den Verlust der Ablenkung in der beruflichen Situation, also durch die Freiheit und die Ruhe, die aufgekommen ist, hat der menschliche Geist noch mehr Möglichkeiten, Ideen zu produzieren. Je weniger Ablenkung vorhanden ist und je mehr Ruhe aufkommen könnte, desto mehr arbeitet der Kopf. Die Folge sind Ohrgeräusche, Hörstürze und ähnliches, die nach der Karriere, nach der Rente oder nach der Pensionierung auftreten. Wenn man dann als Arzt von Streß spricht, bekommt man die Antwort: Der ist eben nicht mehr da. Daß der belastende, in diesem Falle krankmachende Streß nur im Kopf stattfindet, hat der Patient eben nicht bedacht.

Das Drama der Begabung

Wer besondere Fähigkeiten hat wie Pflichtbewußtsein, Gewissenhafigkeit etc., Fähigkeiten, die später nicht mehr erwerbbar sind, kann diese nutzen, um erfolgreich zu sein, um gut leben zu können oder anders ausgedrückt, er kann seine Fähigkeiten nutzen, um ein leichteres Leben zu führen, als Menschen, die weniger Fähigkeiten haben oder als Menschen, die die gleichen Fähigkeiten haben, aber Opfer ihrer Fähigkeiten geworden sind. Man kann die genannten Fähigkeiten nut zen, aber man kann auch das Opfer dieser Fähigkeiten werden. In einem Beispiel möchte ich das erläutern. Im Angestelltenverhältnis hat man mit den oben genannten Fähigkeiten große Chancen, weil jeder Arbeitgeber pflichtbewußte und gewissenhafte Mitarbeiter liebt. Diese Liebe äußert sich allerdings nicht selten in Dankbarkeit. Das war vielleicht früher in kleineren Betrieben der Fall, in größeren Unternehmen allerdings neigt man dazu, diese Fähigkeiten auszunutzen, indem man diesen Mitarbeiter, der diese Fähigkeiten hat, abhängig macht. Ein pflichtbewußter Mitarbeiter kann leicht noch mehr in die Pflicht genommen werden, wenn man ihm ganz kleine, eigentlich unbedeutende Beförderungen zukommen läßt. Man bestellt ihn in sein Büro, bestätigt ihm, daß er ein guter, pflichtbewußter und gewissenhafter Mann ist und belohnt ihn scheinbar dafür mit der Verantwortung für irgendeinen kleinen Ablauf in der Firma. Der pflichtbewußte Mitarbeiter nimmt an und bedankt sich für diesen Posten. Er bekommt auch gleich eine neue Visitenkarte, auf der diese Position vermerkt ist. Mit ein wenig Stolz in der Brust, weil er sich für seine Leistungen bestätigt und belohnt fühlt, ist er sehr motiviert. Seiner Familie kündigt er schließlich an, daß er auf Grund dieser größeren Verantwortung nun auch ein wenig mehr Zeit in der Firma verbringen muß. Denn auf diese kleine Beförderung wird vermutlich auch eine weitere folgen.

An diesem Beispiel sieht man, wie die persönliche Freizeit des Mitarbeiters praktisch unmerklich in seinen Arbeitsprozeß hineinverlagert wird. Bei vielen Patienten endete das mit einem Zehn-, manchmal sogar mit einem Vierzehnstundentag. Nach einigen Monaten oder Jahren endet dieser Aufstieg mit einem Hörsturz. Vielen wird erst dann bewußt, in welchen Sog sie hineingeraten sind, der sie fast vernichtet hätte. Manche wollen es nicht wissen, schämen sich vor sich selbst dafür, daß sie manipuliert worden sind. Doch diese Manipulation ist psychologisch sehr geschickt getarnt und ein Mitarbeiter ist vollkommen machtlos gegen derartige Dinge. Der Hörsturz kommt in vielen Fällen zur rechten Zeit. Er ermöglicht durch sein Behindern, den notwendigen Abstand zur Belastungssituation zu bekommen, um die Gefahr zu erkennen, zu bannen und nach einigen Veränderungen ein weniger abhängiges Leben führen zu können. Viele Patienten, das muß ich immer wieder erwähnen, sehen im nachhinein in ihrem Hörsturz, Tinnitus oder in der menière´schen Erkrankung eine Chance, eine Bereicherung ihres Lebens, sofern sie die Bedeutung verstanden haben.

Gewissenhaftigkeit als Konflikt

Gewissenhaftigkeit ist ein wünschenswerter Persönlichkeitszug und jeder Arbeitgeber wünscht sich Arbeitnehmer, die gewissenhaft ihre Arbeit tun. Diese Tugend allerdings kann für den Gewissenhaften zum Problem werden, wenn er nämlich zu viel zu tun hat. Alles mit derselben Gewissenhaftigkeit zu erledigen ist ab einer gewissen Menge nicht mehr möglich. Ein solcher Arbeitnehmer, z.B. ein Angestellter oder höherer Angestellter, steht vor dem Problem, entweder die Arbeit zu schaffen, aber nachlässig werden zu müssen, oder gewissenhaft zu arbeiten, dann aber das Arbeitspensum nicht schaffen zu können. Diese Kollision zwischen den Bedürfnissen unserer Zeit, nämlich in kurzer Zeit vieles zu vollbringen mit dem Anspruch an Gewissenhaftigkeit, stellt einen Konflikt dar, der zu einer Überforderungssituation führt. Es gibt Menschen, die ich selber kennengelernt habe, die eine 50-Std.-Woche benötigen, um die Arbeit, die ansteht, erledigen zu können, und um ihren eigenen Ansprüchen gerecht werden zu können. Ein Zusammenbruch, eine Erschöpfung ist vorauszuahnen.

Pflichten und schlechtes Gewissen

Beim Pflichtbewußtsein handelt es sich um eine ähnliche Situation. Die Fähigkeit, sich pflichtbewußt zu verhalten, wird enorm gefordert, wenn die Menge der Pflichten zunimmt. Es ist auch ein Zeichen der heutigen Zeit, daß Verbote und Reglementierungen das Pflichtbewußtsein überfordern, denn der Mensch kann nicht jeder an ihn gerichteten Anforderung gerecht werden. Man hat Verpflichtungen dem Arbeitgeber gegenüber, aber auch der Familie gegenüber, man ist steuerpflichtig und hat eine Haftpflicht, eine Sorgfaltspflicht, eine Standes- und Berufspflicht usw. In unserer Gesellschaft ist es kaum möglich, einen Tag zu verbringen, ohne nicht gegen eine oder mehrere Bestimmungen zu verstoßen. Der pflichtbewußte Mensch leidet unter solchen Verstößen. Er bekommt ein schlechtes Gewissen, wenn er bestimmte Pflichten vernachlässigt hat. Oft ist diese Vernachlässigung nicht beabsichtigt, sondern aufgrund der Menge von Pflichten notwendigerweise entstanden. Trotzdem quält den Pflichtbewußten das schlechte Gewissen, wobei es sich wieder um einen Konflikt handelt, der einiges an Spannung verursacht.

Aufopferung

"Liebe Deinen nächsten wie Dich selbst" beinhaltet das Pflichtbewußtsein anderen gegenüber. Bei vielen meiner Patienten mußte ich feststellen, daß dieser Satz gar nicht mal wörtlich genommen wird, sondern daß er uminterpretiert wird in den Satz "Liebe Deinen Nächsten mehr als Dich selbst". Diese Menschen, von denen ich hier spreche, sind die , die sich aufopfern für andere, die es allen anderen recht machen, bevor sie an sich denken. Die Vernachlässigung der eigenen Person in einem Leben, das nur aus Pflichten anderen gegenüber besteht, führt zur Leere und zur Erschöpfung. Man kann nicht nur für andere dasein, man muß auch seine eigene Person respektieren und sollte sich selbst etwas gönnen, um überhaupt eine Lebensmotivation zu haben. Der Lebenwille des sich Aufopfernden ist geschwächt. Er erfährt zwar anfangs Dank und Anerkennung, mit der Zeit wird sein Handeln als selbstverständlich hingenommen und der Rückweg in ein normales Leben wird immer schwieriger. Wer keine Anerkennung erfährt, verfügt über keinen starken Lebenswillen mehr. Er wird schwächlich, anfällig, kränkelnd und diese reduzierte Abwehr läßt ihn schnell erkranken. Kleinere Belastungen können dann der Auslöser dafür sein, daß diese Schwäche in einer Belastungssituation zu einer Krankheit führt. Wenn nun im Rahmen einer Behandlung oder der eigenen Vernunft derjenige wieder mehr Zeit für sich nehmen will, etwas für sich tun will, wird er Schwierigkeiten mit denen bekommen, für die er ständig aktiv war. Denn diese möchten auf den gewohnten paradiesischen Zustand nicht mehr verzichten.

Gehorsamkeit kann schaden

"Wer nicht hören will, muß fühlen", ist eine alte Lebensweisheit, die mit Strafandrohung vor Ungehorsam warnt. Gehorsamkeit in Form eines übertriebenen Pflichtbewußtsein kann aber auch krank machen. Die bereits bekannte Überforderungssituation kann zum Hörsturz führen. Die Lebensweisheit könnte nunmehr auch lauten: "Wer zu viel hört, verliert sein Gehör". Auch hier muß festgestellt werden, daß schon früh erlerntes Verhalten von Vorteil sein kann, denn ein gehorsamer Angestellter macht schneller Karriere als ein unzuverlässiger. Der Nachteil liegt in der Übertreibung: Gehorsamkeit bis zur Selbstaufgabe führt zur Erschöpfung und die äußert sich als Erkrankung. Die Krankheit wirkt wie die letzte Rettung vor der zermürbenden Gehorsamkeit, und sie ist es auch. Denn ein Kranker kann und braucht nicht mehr gehorsam zu sein. Doch eine echte Lösung stellt die Erkrankung nicht dar, nur eine Scheinlösung.

Auch hier führte eine zu strenge Erziehung erst nach langer Zeit zu einem Konflikt. Der Betroffene fragt sich nicht einmal, auf wen er hören soll, auf die Stimme seines Pflichtbewußtseins oder auf die seiner Bedürfnisse. Letztere verbietet sich in einer strengen Erziehung. Eigene Bedürfnisse werden hinten angestellt: "Erst die Arbeit, dann das Vergnügen". In der Berufswelt stellt sich zu spät heraus, daß es außer Arbeit und Pflichterfüllung nichts mehr gibt. An "Vergnügen" und andere eigene Bedürfnisse hätte man wohl doch eher denken müssen.

Die Gehorsamkeitserziehung hatte entweder den Sinn, für ein Angestelltendasein angepaßte Menschen zu kreieren, oder sie geschah aus reiner Bequemlichkeit. Denn brave Kinder sind pflegeleicht.

Hundertprozentigkeit ist unmöglich

Unter Hundertprozentigkeit versteht man eine Gewissenhaftigkeit bestimmten Tätigkeiten gegenüber. Dabei kann es sich um die Sauberkeit in einer Wohnung oder der Fensterscheiben handeln, bis hin zu einer Planung von architektonischen Objekten. Das Erledigen von hundertprozentig ausgeführten Arbeiten ist eine Frage des Arbeitsaufwandes und der Zeit... Mehrere Projekte in einer kurzen Zeiteinheit hundertprozentig abzuschließen, oder eine große Wohnung innerhalb einer Stunde hundertprozentig zu reinigen, ist nicht möglich. Auch hier sind der körperlichen Leistungsfähigkeit des Menschen Grenzen gesetzt. Besonders schwer hat es natürlich derjenige, der an seinem Schreibtisch ein Projekt mit dem Anspruch der Hundertprozentigkeit abliefert und gleichzeitig dafür sorgt, daß auch der Schreibtisch hundertprozentig aufgeräumt ist, daß auch sein Auto außen und innen hundertprozentig sauber erscheint usw.

Der Gewissenhaftigkeit, dem Pflichtbewußtsein und der Hundertprozentigkeit ist der hohe Anspruch an die eigene Leistungsfähigkeit gemeinsam, was sich auch in der Überaktivität äußert. Woher kommen diese hohen Ansprüche, die überhöhten Ansprüche an sich selbst? Ist von "hundertprozentigen" Personen auch schon zu viel verlangt worden, als sie noch Kinder waren? Denn als Kind hat man diese hohen Ansprüche sich selbst gegenüber noch nicht.

Gefördert wird dieses Verhalten vor allem durch das schlechte

Gewissen, das aufkommt, wenn man sich nicht (mehr) so verhält, wie es die Ansprüche einem gegenüber erfordern. Denn Nein-Sagen will gelernt sein. Wer erzogen wurde, immer "ja" zu sagen, obrigkeitshörig zu sein, sich immer lieb und nett anderen gegenüber zu verhalten, kann das nicht plötzlich sein lassen, wenn ihm die Belastung zu viel wird. Eher stellt sich eine Krankheit (z.B. Schwindel) ein, die dann ein Nein-Sagen erübrigt.

Ehrgeiz kontra Vernunft

Ehrgeiz ist zweckgerichtetes Verhalten, das zu dem ge wünschten Ziel, nämlich Erfolg und Anerkennung führt. Der Preis für den Fleiß kann der Erfolg sein incl. einem Ohrgeräusch, das man sich dabei eingehandelt hat. Es ist oft die Folge der Überschätzung eigener Leistungsfähigkeit, die keine Spur geringer ist als die anderer, aber durch unangebrachte Maßstäbe zu hoch gesteckt wurde. Viele meiner Patienten erwarten viel zu viel von sich, gehen sehr gewaltsam mit sich um, weil sie ihre Leistung und ihren Arbeitsaufwand unterschätzen. Sie haben einen falschen Maßstab im Kopf, eingeprägt durch ein unmenschliches Erziehungs- und Schulsystem. Der Erziehung zum Übermenschen hat sich eine Erkrankung in den Weg gestellt.

Vorgeplante Enttäuschung

Der Gerechtigkeitssinn ist eine weitere Eigenschaft, die mir bei den Patienten aufgefallen ist. Er entsteht durch die Enttäuschung, die jeder erleben muß, der sich für andere mehr engagiert als für sich selbst. Ein Beispiel: "Unser bester Mann" in der Firma hat in den dreißig Jahren seines Berufslebens nicht einmal einen Tag gefehlt. Er liebt den Betrieb, seine Arbeit, das sagt jeder. Seine Frau fühlt sich seit langem an zweite Stelle gesetzt und sagt enttäuscht: "Mein Mann ist mit seiner Firma verheiratet". Doch dann wird er krank, weil er erschöpft ist, er bekommt einen Hörsturz. Während er ausfällt, muß es im Betrieb weitergehen und es geht weiter. Als er zurückkommt, merkt der Mann, daß man ihn durch einen jüngeren Kollegen ersetzen möchte. "Ist das der Dank für seine dreißigjährige Treue"? fragt er sich. Er empfindet das Verhalten der Firmenleitung als ungerecht und ist verbittert. Sein Gerechtigkeitssinn ist stark irritiert. Die enge eheähnliche Bindung an die Firma wurde sein Verhängnis. Er engagierte sich für sie, wie man es nur für eine Familie tun würde. Vielleicht hat die Firma diesen Umstand ihrerseits zusätzlich ausgenutzt. Die Erschöpfung war schließlich die Folge, die sich in Form eines Hörsturzes äußerte.

Bitterer Ernst

Das Gegenteil von Ernst ist nicht Oberflächlichkeit, sondern Heiterkeit. Warum wird vieles zu ernst genommen? Wie entsteht Ernsthaftigkeit? Auch das entsteht früh. Ernste Kinder sind Kinder, die bereits Pflichten haben, die für sie zu groß sind, die sie überfordern. Die Pflichten der Kinder in Bezug auf Sauberkeit und Ordnung wirken auf Erwachsene banal, sie sind für Kinder oft ein großes Problem, wenn sie noch nicht reif genug dafür sind. Überforderung lernen sie früh kennen und wird zum Lebensrisiko. Immer wieder nehmen sie Pflichten zu ernst, lassen sich von Kleinigkeiten einschüchtern und geraten in Überforderungssituationen. Die Neigung, alles zu ernst zu nehmen kann fatale Folgen haben: Man nimmt andere zu ernst, wie Lehrer und Vorgesetzte, man nimmt deren Bemerkungen zu ernst und ist gekränkt, weil man schließlich auch sich zu ernst nimmt. Wo bleibt noch Raum für die Heiterkeit?

Persönlichkeitseigenschaften als Gesundheitsrisiko

Verlernte Fähigkeit zur Energierückgewinnung:

Verlerntes Abschalten

Sport ist Mord

Der trügerische Saunarausch

Gestörte Wahrnehmung

Verlust der Achtsamkeit

Verlerntes Abschalten

Nicht jeder, der pflichtbewußt, gewissenhaft, zuverlässig, hundertprozentig, ehrgeizig usw. ist oder sich überaktiv verhält, wird krank. Denn es gibt Menschen, die können abschalten, entspannen, sich erholen, regenerieren usw. Sie haben diese natürlichen Fähigkeiten nicht oder noch nicht verlernt. Man trifft allerdings selten Personen dieser Art, denn um abschalten, entspannen, regenerieren zu können, benötigt man Zeit und Muße. Die Zeit wird immer knapper, besonders in unserem heutigen Zeitalter, und die Versuchung, auf ausgleichende Regenerationstechniken zu verzichten, wird immer größer. Bei den Japanern mußte man feststellen, daß die Erkrankungsrate enorm zunimmt, sobald sie auf Zeremonien ihres Kulturkreises verzichten oder auch verzichten müssen. Man hat festgestellt, daß die japanischen Arbeitnehmer, wie unsere auch oft, an den Wochenenden krank werden. Das liegt daran, daß am Wochenende alles das verarbeitet wird, zu dem man in der Woche keine Zeit hatte. Weil dies die Firmenleitung nicht weiß, ist sie auf die Idee gekommen, die Wochenenden zu streichen, in der Hoffnung, daß dann keine Krankheitsfälle mehr auftreten werden. Was passiert aber, wenn Belastungen nicht mehr verarbeitet werden können? Sie werden z.B. nachts verarbeitet, was sich in schlechtem Schlafen, Träumen oder Schlaflosigkeit äußert. Die Verarbeitung bestimmter Dinge kann auch bis in die Urlaubszeit hinein verschoben werden, in der dann der starke Verarbeitungsbedarf bemerkbar macht und man erkrankt. Oder die mangelnden Verarbeitungsmöglichkeiten enden in einem derartigen Erschöpfungszustand, daß man auch während der Arbeit erkrankt oder sogar stirbt. Dieses Phänomen ist erstmals bei den Japanern beobachtet worden, wo während einer Sitzung einer der Teilnehmer den Kopf sinken ließ und starb. Dieser plötzliche Managertod, der mittlerweise ein häufiges Ereignis geworden ist, heißt "Karoushi".

Bevor man es soweit kommen läßt, sollte man sich wieder an die Zeit erinnern, in der es Begriffe wie Muße und Flanieren gab. Und wer es verlernt hat, kann es wieder erlernen, das Abschalten,das Entspannen, das Erholen, das Regenerieren usw. Die Zeit, die dafür benötigt wird, ist keine verlorene Zeit, sondern ein Zeitgewinn. Denn die Fehlerquote nach einer Erholungspause sinkt derart ab, daß die Zeit für Korrekturen wegfällt, die in der Regel größer ist als die Zeit, die für die Entspannung benötigt wurde. Man investiert also ca. eine Stunde pro Tag und gewinnt dafür zwei Stunden. Diese Rechnung wurde von vielen meiner Patienten bestätigt.

Zu den Persönlichkeitseigenschaften der Überaktivität, Gewissenhaftigkeit, Pflichtbewußtsein usw. kommt noch die Eigenschaft des "Nicht-mehr-Abschalten-Könnens" hinzu, die zur Erzeugung eines Hörsturzes, Morbus Menière oder Tinnitus, also eines PNI-Innenohrsyndroms, beitragen könnte.

Sport ist Mord

Es gibt eine Vielfalt von scheinbaren Möglichkeiten, abzuschalten, da haben sich einige Methoden der Einfachheit halber durchgesetzt, wie Sport und Sauna, aber auch übermäßiges Essen, Trinken und Zigarettenkonsum. Allen diesen vorgenannten" Selbsthilfeaktivitäten" ist das Destruktive gemeinsam, leider auch dem Sport und der Sauna. Jedem Menschen leuchtet ein, daß Erholung und Entspannung nur in Ruhestellung stattfinden kann. Um Kraft zu schöpfen sollte man während der Regeneration keine Kraft verbrauchen. Im Sport kann man zwar vom Alltäglichen abschalten, aber auf Kosten eines zu großen Energieverbrauches. Die Folge ist zu hoher Verschleiß, zu hoher Energieverbrauch und ein weiterer Schritt in Richtung Erschöpfung. Bei manchen sportlichen Personen endet dieser scheinbare Ausgleich zur beruflichen Tätigkeit mit dem Tod auf dem Fußball- oder Tennisplatz.
Selbstverständlich war der Sport einmal ein Ausgleich zu einseitigen körperlichen Tätigkeiten. Der Fliesenleger, der den ganzen Tag auf dem Boden kniet oder andere körperlich arbeitende Personen, die eine ungünstige körperliche Stellung einnehmen, benötigen die sportliche Aktivität, um die Beweglichkeit der Gelenke wiederherzustellen, in denen bei sportlicher

Betätigung die Gelenkschmiere verteilt wird. Für den geistig tätigen Menschen ist dieses Verhalten sinnlos. Er sitzt zwar auf einem Stuhl, mehr oder weniger bequem, aber der Weg zum Auto oder nach Hause oder das Steigen der Treppenstufen reichen aus, um die geringfügige Bewegungseinschränkung im Büro auszugleichen. Das Gehirn allerdings, das aktiver war als der Körper, benötigt eine Abschalt-Phase und die Ruhe. Denn aus der Ruhe kommt die Kraft. Ein unnötiger Energieverbrauch durch sportliche Aktivitäten muß dabei vermieden werden. Zwar schaltet man beim Sport auch ab, man könnte dies aber besser so ausdrücken: schaltet um auf andere Belastungen ähnlicher Art. Die Ähnlichkeit liegt in dem Stressor Nr. 1, dem Leistungsdenken. Für leistungsorientierte Menschen ist somit der Sport, der Leistungsdenken realisiert, der riskanteste Abschaltmechanismus überhaupt und damit absolut kontraindiziert. "Doch ich habe den Sport als Ausgleich, der macht mich wieder fit", sagen viele Menschen, die über die Gefährlichkeit dieser Aktivitäten nicht informiert sind. Der Sport stellt jedoch für die genannten Belastungen erfahrungsgemäß keinen Ausgleich dar, sondern bedeutet eine zusätzliche Belastung. In Anbetracht des hohen Energieverbrauches, der sich zu den anderen negativen Effekten noch hinzugesellt, gerät der Aspekt des Abschaltens hier völlig in den Hintergrund.

Der trügerische Saunarausch

Großer Energieverbrauch entsteht aber auch in der Sauna. Die Sauna diente in den nordischen Ländern der Reinlichkeit. Morgens wusch man sich im kalten Wasser ab, nachdem man sich in der Sauna aufgeheizt hatte. Die Sauna kann auch der Entspannung dienen, wenn man sie am Wochenende benutzt. Die abendliche Sauna nach einem Berufstag allerdings kann aber eine große Gefährdung darstellen. Das, was als Entspannung beim Sport und beim Saunabad empfunden wird, ist nur ein höherer Grad von Müdigkeit, der schon an den Zustand der Erschöpfung heranreicht. Das Wohlgefühl, das nach Sport und Sauna vermittelt wird, entsteht durch körpereigene Endorphine. Sport und Sauna lösen diese körpereigenen Drogen aus, die normalerweise nur in lebensbedrohlichen Situationen aktiv werden. Für den Körper ist Sport und Sauna in der oben beschriebenen Form eine lebensbedrohliche Situation. Körperlich aktiv sein, wie beim Sport, bedeutet in der Natur (und wir sind ein Produkt der Natur), Flucht oder Angriff. Kein Lebewesen bewegt sich freiwillig schnell oder läuft im Kreis herum, ohne zu flüchten oder zu jagen. Im Flucht- und Jagdreflex, der eben auch beim Sport auftritt, werden bestimmte Hormone aktiviert, neben den Streßhormonen, die auf Dauer zu Hirnschädigungen führen, auch die oben genannten körpereigenen Opioide. Das gleiche gilt für die Sauna, die aufgrund der hohen Temperatur für den Organismus eine lebenbedrohliche Situation darstellt. Der Organismus und sein dazu gehöriger Gehirnbereich können nicht wissen, daß die Erschöpfung nur von einen Saunagang herrührt. Für den Organismus ist der Aufenthalt in diesen hohen Temperaturen mit höchster Gefahr verbunden und dementsprechend werden körpereigene Opioide ausgeschüttet. Es bleibt festzuhalten: Bei sportlicher Betätigung und beim Saunabad werden Drogen produziert, die ein Wohlgefühl vermitteln, das über den völligen Erschöpfungszustand hinwegtäuscht. Das kann nicht lange gut gehen und endet mit der bereits beschriebenen Erschöpfungssituation. Mit Abschalten, Entspannen, Regenerieren usw. haben eben diese Aktivitäten leider nichts mehr zu tun. Sie sind Relikte einer anderen Zeit und dienten einem anderen Zweck: In der heutigen Zeit haben Aktivitäten wie Sport und Saunabesuch keinen Entspannungseffekt mehr, sondern bewirken das Gegenteil.

Neben den körpereigenen Drogen versucht sich der gestreßte Mensch auch mit anderen chemischen Mitteln zu "entspannen" , indem er abends zu viel Alkohol trinkt, um seine Erschöpfung nicht wahrnehmen zu müssen oder zu viel ißt, um seine innere Leere und Ausgelaugtheit zu beseitigen. Auch diese beiden Aktivitäten können zur Sucht werden. Viele gestreßte Menschen sind süchtig geworden nach Sport, Sauna, Alkohol und Essen. Für sie ist es schwer geworden, auf diese scheinbare Hilfe zu verzichten. Auch das Zigarettenrauchen gehört in diesen Bereich hinein.

Gestörte Wahrnehmung

Wieso können Menschen nicht mehr zwischen Entspannung und Ermüdung unterscheiden? Warum spüren sie nicht den Beginn eines Erschöpfungszustandes, so daß sie noch rechtzeitig reagieren könnten, um einen Hörsturz zu vermeiden? Die Antwort ist schockierend: Es liegt an der verlorengegangenen Sensibilität für sich selbst. Kinder spüren es noch und äußern es sofort, wenn sie Durst haben, auf die Toilette müssen, müde sind und keine Lust mehr haben. Sie äußern es sogar in ganz unpassenden Situationen. Hier beginnt wieder einmal die Erziehung, die es dem Kind in bestimmten Situationen verbieten möchte, derartige Wünsche zu äußern. Geschieht dies oft, werden die Wünsche verdrängt, obwohl das Bedürfnis z.B. nach Trinkbarem, weil das Kind Durst hat, noch vorhanden ist. Mit der Zeit wird auch das Bedürfnis verdrängt. Der Erwachsene verspürt oft nur noch Durst, wenn er an Trinkbares erinnert wird. Davon profitiert die Werbung, die durch entsprechende Abbildungen z.B. eine Herzenslust auf ein Bier oder Heißhunger auf Eßbares provoziert. Der Mensch, der seine Bedürfnisse noch adäquat befriedigen kann, ist "immun" gegen Werbung und Gelüste, die diese zur Produktvermarktung bewußt fördert. Die Vielfalt der verschütteten, zarten Empfindungen ist groß. Deutlichere Empfindungen werden noch wahrgenommen, wie Abgeschlagenheit, Lustlosigkeit, Schlaf- und Konzentrationsstörungen usw. Aber es findet auch keine Überlegung mehr statt, woher diese Störungen kommen mögen. Stattdessen suchen viele nach chemischen Mitteln, diese Beeinträchtigungen abzustellen. Anstatt bei Abgeschlagenheit an die natürliche Folgen einer harten Arbeitswoche oder eines Umzuges zu denken, vermuten manche einen Vitaminmangel, nur weil sie in einem Werbespot, den sie vor Müdigkeit auch nicht mehr ignorieren konnten, hörten, daß es eine Vitaminpille gegen Abgeschlagenheit gibt. Wer wird nach dieser Erkenntnis noch auf die Idee kommen, daß sein Zustand mit den Belastungen der vergangenen Tage zu tun haben könnte? Nur der Achtsame, der seine Sensibilität für sich bewahrt - zum Schutze seiner Gesundheit.

Verlust der Achtsamkeit

Ohne Achtsamkeit, ohne Respekt vor körperlichen Bedürfnissen, wie Hunger, Durst etc. aber auch Ruhebedürfnis, Schlafbedürfnis, Spieltrieb und vielen anderen kindlich wirkenden Bedürfnissen fehlt nicht nur der Ausgleich von Verpflichtungen, sondern es kommt zu der Störung einer Regeleinrichtung. Bei der Orientierung nach außen, die auf die Pflichten gerichtet ist, gerät die Orientierung nach innen, die auf die körperlich-seelischen Bedürfnisse gerichtet ist, ins Hintertreffen. Denn Pflichten erscheinen wichtiger als Bedürfnisse. Deshalb werden Bedürfnisse weniger wahrgenommen, die nicht nur unbefriedigt bleiben, sondern auch als Informationen für das Stammhirn verlorengehen. Das Stammhirn, das für ein perfektes Funktionieren des Organismus verantwortlich ist, braucht Informationen über die momentane Situation, um Korrekturen vornehmen zu können. Besonders in Ruhephasen kann sich der achtsame Mensch selbst erleben: Er nimmt den Herzschlag wahr, die Atmung, seine Temperatur, sein Gewicht, seine geistigen Aktivitäten, seine Bedürfnisse usw. Diese Selbstwahrnehmungen sind wichtige Informationen für das Gehirn, um Korrekturen z.B. des Blutdruckes, der Atemfrequenz und vieler anderer physiologischer Funktionen durchzuführen. Bekommt das Gehirn diese Informationen in reduzierter Form, entstehen Fehlfunktionen, werden ihm diese Informationen vorenthalten, entgleisen die Körperfunktionen und führen zum Tod. Versuche mit jungen Astronauten haben dieses Phänomen bestätigt. Sie wurden künstlich in eine Situation gebracht, in der sie sich selbst kaum wahrnehmen konnten. Sie befanden sich einzeln in einen Raum, der dunkel und schalldicht war, ihre Ohren wurden verstopft. Sie konnten also kaum hören und nichts sehen. Die Raumtemperatur entsprach ihrer Körpertemperatur und die Erd-anziehungskraft wurde aufgehoben. Sie konnten nichts fühlen und sich nicht orientieren. Welche Folgen hatte das Experiment? Die Versuchspersonen mußten innerhalb weniger Minuten aus dieser reizarmen Situation befreit werden, da die Lebensfunktionen des Organismus der Versuchspersonen in hohem Maße gefährdet waren. Mangels Rückmeldung durch den Selbstwahrnehmungsverlust gerieten die physiologischen Funktionen außer Kontrolle.

Dieser Versuch ist ein Beweis für die Notwendigkeit der Selbstwahrnehmung, die vor allem im Ruhezustand bedeutungsvoll ist.

Belastungen als Gesundheitsrisiko

Verarbeitung unter Energie- und Zeitaufwand:

Schicksalsschläge
Streß hausgemacht
Wenngeschichten
Streßträume
Mitfühlen als Belastung
Schrecktrauma
Es gibt eine Risikogruppe
Konflikt als Belastung
Rollenkonflikte

Schicksalsschläge

Unter schicksalhaften Belastungen versteht man natürlich Schicksalschläge, wie den Tod von nahestehenden Angehörigen oder Freunden und Trennungssituationen, wie eine Scheidung. Aber auch berufliche Einbrüche, z.B. durch eine plötzliche Kündigung, weil die Firma bankrott ist oder andere nicht beeinflußbare Ereignisse, die man als starke Belastung ansehen muß, zählen dazu. Trauer, Trennung und auch berufliche Mißerfolge müssen verarbeitet werden. Ebenfalls eine plötzliche kaum erwartete Karriere muß verarbeitet werden, auch wenn es sich dabei mehr um eine positive Entwicklung handelt.

Streß hausgemacht

Schicksalhafte Belastungen sind im Gegensatz zu selbstinduzierten Belastungen nicht direkt beeinflußbar. Die Selbstinduzierten haben viel mit der Persönlichkeit zu tun: So kann z.B. eine Überaktivität im Bereich der Werbung für die eigenen Produkte die erwünschte größere Nachfrage bewirken, womit allerdings auch eine Überforderungssituation entstehen kann: Denn um dem Pflichtbewußtsein Genüge zu tun, muß die entstandene Nachfrage nun auch befriedigt werden. Damit stellt das Pflichtbewußtsein der Überaktivität ein Bein. Der entstandene Streß ist, wie man so schön sagt, hausgemacht.
Selbstgemachte Belastungen sind nicht die Schicksalsschläge, die jeden treffen können, sondern die man selbst inszeniert. Es sind oft Aufgaben, die etwas mit Anerkennung und Eitelkeit zu tun haben. Denn ein sehr beschäftigter Mann muß sich nicht noch weiter belasten, indem er sich noch anderweitig engagiert. Natürlich wird es als eine Ehre angesehen, wenn man z.B. einen Platz im Vorstand angeboten bekommt oder wenn man zur Vertrauensperson ernannt wird. Da fällt es jedem schwer, nein zu sagen. Selten wird daran gedacht, welcher Aufwand damit verbunden sein könnte. Der Kraftaufwand, auch wenn er gering erscheint, wird zu den anderen hinzuaddiert.
Auch wer nicht oder schlecht nein sagen kann, läuft Gefahr, mit vielen Aufgaben betreut zu werden. Da der Anspruch der Hundertprozentigkeit und des Pflichtbewußtseins vorhanden

ist, kann die Konstellation dazu führen, daß es kaum möglich ist, derartig viele Dinge hundertprozentig zu erledigen. Man bringt sich in ungeheuren Zeit- und Termindruck und hätte besser daran getan, weniger Aufträge anzunehmen, also früh genug nein zu sagen. Aber auch das Neinsagen will gelernt sein. Wäre in beiden Fällen die Fähigkeit zum Abschalten und Entspannen vorhanden gewesen, könnte man mit dem dadurch bewirkten Energiegewinn ein wenig mehr schaffen, aber das wäre nicht Sinn der Sache. Über die unerledigten oder noch nicht erledigten Dinge kann sehr viel nachgedacht, gegrübelt, geträumt werden, was einer Verarbeitung dieser Belastungen gleich kommt, die dann nur leider oft den Nachtschlaf raubt. Damit ist man schon mehrere Schritte in Richtung Überforderung gegangen.

Wenngeschichten

Erdachte Belastungen sind Grübeleien über die Zukunft. Eine kleine Unstimmigkeit, ein kleines Problem kann dann eine Kettenreaktion von Gedanken auslösen. Es kommen einem die schlimmsten Konsequenzen in den Sinn, man stellt sich vor, daß man z.B. wegen einer Lapalie vor Gericht muß, daß der Richter ein falsches Urteil fällt, man dadurch weitere große Nachteile erfährt usw. Auf diese Art und Weise kann man sprichwörtlich "aus einer Mücke einen Elefanten machen", d. h. ein kleiner Anlaß kann zu großen Spekulationen führen, die sich leider körperlich so auswirken, als wäre diese bedrohliche Situation schon eingetreten. Es handelt sich dabei häufig um sogenannte "Wenngeschichten". Wenn ich die Rechnung nicht begleiche, dann passiert dies und das. Oder, wenn ich nicht früh genug nachbestelle, dann ist nichts mehr da wenn die Nachfrage kommt, und wenn nichts mehr da ist, dann gehen die Kunden woanders hin, und wenn sie woanders hingehen, kann ich meinen Laden zumachen, und wenn.... Auch Gedanken wie "Was wird sein, wenn ich einmal älter bin?" oder "Wenn ich eher sterbe als meine Frau" usw. sind Spekulationen, die zu Ängsten und Unsicherheiten führen, gedankliche Belastungen darstellen, die sich körperlich in Form von Anspannungen im PNI-System äußern.

Streßträume

So geht es auch bei geträumten Situationen, die eine Belastung darstellen. Träume sind schließlich Verarbeitungen der Realität und stehen in Zusammenhang mit real erlebten Situationen. Die Tatsache, tagsüber Konflikte nicht genügend verarbeitet zu haben, führt dazu, daß die Verarbeitung im Traum erfolgt. Die Folge: im körperlichen Bereich entsteht ein psycho-neuro-endokrino-immunologischer Mechanismus (PNI-Mechanismus) im Anspannungssinne, der einer Arbeit am Tage gleichkommt. Dieses nächtliche Arbeiten wirkt sich jedoch als Defizit an Nachtschlaf aus und bedeutet, einige Schritte in Richtung Überforderung gegangen zu sein.

Mitfühlen als Belastung

Miterlebte Belastungen entstehen durch die Identifikation mit

Personen im Sport, im Film oder auch durch Berichte, die einem an die Substanz gehen. Jeder kennt die Reaktionen bei Filmen wie Gänsehaut, Schweißausbruch, Herzklopfen, Zittern, Zusammenzucken vor Schreck usw. Das selbe Phänomen läßt sich auch bei sportlichen Sendungen beobachten: Beim Betrachten eines Fußball- oder Tennisspiels ist der ganze Körper angespannt, man ist konzentriert und bewegt sich sogar ab und zu in derselben Manier, wie der beobachtete Sportler sich bewegt. Nachrichten und belastende Berichte führen zu Verarbeitungsnotwendigkeiten, die viel Zeit in Anspruch nehmen. Da man diese Dinge, die man vor 50 Jahren gar nicht zu hören bekam, nun zusätzlich verarbeiten muß, hat man weniger Kapazitäten übrig für die Verarbeitung der eigenen Belastungen, die im privaten und beruflichen Bereich auftreten. Die Menge der zu verarbeitenden Dinge erreichen auf diese Art und Weise ein Übermaß.

Schrecktrauma

Unter akuten Belastungen versteht man nicht nur plötzlich auftretende Schicksalsschläge wie Tod einer nahestehenden Person oder ähnliche nicht beeinflußbare belastende Ereignisse, sondern auch Geschehnisse, die mit einer Schreckreaktion einhergehen. Akute Belastungen sind sehr häufig die Auslöser der Erkrankung. Am Beispiel des Knalltraumas wird deutlich, daß es nicht der Knall sein kann, also die auf das Trommelfell auftreffende Schallwelle, die zum Innenohr weitergeleitet wird und es schädigt. Für eine derartige Folge ist das Ereignis meistens zu geringfügig. Es ist vielmehr der Schreck, die Reaktion auf das Wahrnehmen des Knalles, die für die plötzliche PNI-Reaktion und folgende Irritation des Innenohres verantwortlich ist. Diese Zuckreaktion (Anspannung der Nackenmuskulatur, Erblassen, Herzklopfen etc.) als Schreckfolge trifft beim Knall, der zum Hörsturz führt, nur Personen, die ohnehin schon unter einer angespannten Muskulatur und anderen angespannten vegetativen und neurohormonellen Verhältnissen leiden. Der Knall und sein Schreck stellen den letzten Tropfen dar, der das Faß zum Überlaufen bringt. Der Knall als Auslösesituation für einen Hörsturz, der auch vermutlich durch andere Auslöser nur eine Zeitlang später aktiviert werden könnte, wird oft fehlgedeutet. Die HNO-Ärzte sehen ausschließlich die schädigende Wirkung der Schallwelle auf das Innenohr, obwohl die Hälfte der Bundeswehrsoldaten, die unter dieser Schädigung leiden, dieses sogenannte Knalltrauma auf dem linken Ohr erlebten, obwohl dieses dem Gewehr als Schallquelle abgewandt war. Betrachtet man diese Tatsache, müßte die Frage auftreten, warum das schallgeschützte Ohr erkrankt und nicht das Ohr, das von der Schallwelle stärker betroffen ist. Selbstverständlich ist auch ein Knall- oder Lärmtrauma möglich, allerdings müssen da schon enorme Lautstärken oder weniger enorme Lautstärken, die über einen langen Zeitraum erfolgten, das Ohr geschädigt haben. Das Detonieren einer Handgranate wäre eine solche Situation. Auch im Bereich der Musik-szene gibt es diese akuten Schrecktraumen, die auch allzu leicht mit Lärm verwechselt werden, wenn die betreffende Person vor einer Box steht, die ausgeschaltet war und plötzlich durch das Einschalten Lautstärke abgibt. Der dabei entstehende Schreck spielt meiner Erfahrung nach beim Knalltrauma oder Hörsturz eine weit größere Rolle, als die Schallwelle selbst. Paradoxer weise be-

handeln die HNO-Ärzte den vermeintlichen akuten Lärmschaden trotzdem wie einen Hörsturz, nämlich mit Infusionen oder einer HBO-Therapie.
In diesem Zusammenhang muß erwähnt werden, daß auch vom Hörgerät eine Gefahr ausgehen kann. Das Hörgerät verstärkt zwar die Sprache, die verstanden werden soll, aber auch alle Nebengeräusche. Dabei kann es allzu leicht passieren, daß ein Nebengeräusch so laut wahrgenommen wird, daß der Hörgeräteträger einen derartigen Schreck bekommt, der über die Anspannung sowohl der Nackenmuskulatur und über entsprechende Reaktionen im vegetativen und neurohormonellen Bereich zu einer Durchblutungsbehinderung des Ohres führt. Dadurch kommt es zum weiteren Verlust seines Hörvermögens. Insofern birgt selbst ein Hörgerät eine akute Gefahr, weitere Hörschäden zu erzeugen.

Es gibt eine Risikogruppe

Die beruflichen Belastungen sind vorwiegend solche, die im Kopf geschehen. Berufe, bei denen die körperliche Arbeit im Vordergrund steht, sind seltener Basis für Hörsturz-, Tinnitus - oder Morbus Menière-Erkrankungen. Es sind mehr die geistig oder vorwiegend geistig tätigen Menschen, die die Verantwortung besitzen, die planen müssen und vor allen Dingen korrekt sein müssen, welche an diesen Erkrankungen leiden. Der häufigste Patient ist der gewissenhafte und pflichtbewußte Lehrer oder die Lehrerin, als nächstes kommen die ingenieurartigen Berufsgruppen, die Ingenieure, Statiker, Architekten, von denen hundertprozentige Berechnungen erwartet werden.

Aber auch Juristen, sehr viele Richter und Richterinnen darunter, die schwere Entscheidungen treffen müssen, und total überforderte Anwälte sind häufig vertreten. Aber auch die "einfache Hausfrau" kann auf diese Art und Weise erkranken, wenn sie ihre Aufgaben als Managerin erlebt, die für alle da ist, alle Familienmitglieder entlastet, so daß diese nur für ihren Beruf und für nichts anderes zuständig sein brauchen. In einem Extrembeispiel war eine Hausfrau an ihrer Überforderungssituation erkrankt, deren Ehemann als Künstler arbeitete. Er widmete sich aussschließlich seinen künstlerischen Interessen, sie machte alles andere. Neben dem Kochen, Wäschewaschen, der Kindererziehung mußte sie auch dafür sorgen, daß der Wagen zur Inspektion kam, welcher Wagen gekauft wurde, welches Haus gekauft wurde, sie mußte die Planung mit dem Architekten und den Handwerkern durchführen, kurzum, sie machte alles, was in einem Familienverband anfällt, der Ehemann aber widmete sich nur der Kunst. Er brauchte noch nicht einmal mit in die Stadt fahren, um Kleidung zu kaufen. Auch dies machte die Hausfrau, weil sie die Konfektionsgrößen wußte und auch für den Geschmack der Kleidung alleine verantwortlich war.

Konflikt als Belastung

In dem vorgenannten Beispiel kann diese spezielle Form des Zusammenlebens eines Ehepaares einer Abmachung im Sinne eines Vertrages entsprechen. Meistens ist es das aber nicht. Die beschriebene Ehefrau ist in einen Konflikt involviert, den sie zunächst gar nicht erkennt. Mit der Zeit stellt sie fest, daß alle

Familienangehörigen ein phantastisches Leben führen. Der Ehemann macht Karriere, die Kinder gedeihen hervorragend, alle sind glücklich und zufrieden. Aber die Mutter und Ehefrau wird krank. Das paßt doch gar nicht in dieses schönes Bild einer perfekten Familie. Oder doch? Es paßt nämlich genau dorthin. Sie ist die alleinige Basis des perfekten Funktionierens in dieser Familie. Ihr "Management" erfordert mehr als nur Zeitaufwand: es ist der Verzicht auf eine eigene Existenz, auf eigene Bedürfnisse, auf alles, was ein Mensch zum Glücklichsein braucht. Sie erfährt keine Anerkennung, denn die Erfolgreichen sind die anderen. Daß sie ihnen dazu verholfen hat, es ihnen überhaupt ermöglichte, erfolgreich zu sein, bleibt unbekannt. Manche fragen sich sogar, womit eine derart kränkelnde Person einen so erfolgreichen Ehemann und so gut geratene Kinder verdient hat. Man könnte ihren Hörsturz als Chance betrachten, um den Konflikt zu erkennen, den sie lösen muß, um gesund werden und bleiben zu können. Der Konflikt stellt sich oft so dar, daß sie, um etwas vom Leben zu haben, etwas nur für sich tun muß. Sie muß auch an sich denken (Zur Erinnerung: Liebe Deinen Nächsten <u>wie</u> Dich selbst). Dadurch beginnt sie, die anderen zu vernachlässigen. Das geht nicht anders. Dieses "neuartige Verhalten" wird von den anderen kopfmäßig beglückwünscht: " Es wurde auch langsam Zeit, daß Du auch 'mal an Dich denkst". Bauchmäßig allerdings bereitet die fehlende Unterstützung durch die Ehefrau und Mutter schlechte Laune, weil sich alle Familienmitglieder nun um Dinge kümmern müssen, die ihnen vorher abgenommen wurden. Das geht oft auf Kosten der Karriere oder auch der Gesundheit der anderen. Und wer ist Schuld daran? Die Ehefrau und Mutter.

Nur weil sie sich ein wenig Lebensqualität gegönnt hat, trägt sie als Strafe dafür die Verantwortung für den "Untergang einer Dynastie". Von dieser Verantwortung und den Schuldgefühlen muß sie sich befreien lernen. Das bedarf manchmal allerdings der psychotherapeutischen Hilfe. Oft jedoch gelingt es diesen Frauen, sich von ihrer Rolle zu befreien, besonders wenn die anderen Familienangehörigen mitspielen. Die Liebe zur Ehefrau und Mutter ist hier gefragt. Konnte sie sich von diesen Konflikten befreien, reduzierte sich in gleichem Maße auch die Belastung und der Weg zur Heilung wurde dadurch deutlich verkürzt.

Rollenkonflikte

An diesem Beispiel wird ersichtlich, welche enormen und noch nicht gewohnten Belastungen in der Frauenrolle der heutigen Zeit liegen. Auch hier hat eine Verschiebung (siehe auch später) von der primär körperlich arbeitenden Hausfrau und Mutter zur Familienmanagerin stattgefunden. Mit der Verschiebung im Tätigkeitsbereich hat sich eine dementsprechende Verschiebung im Belastungs-, und damit im Erkrankungsbereich entwickelt. Das muß man zur Kenntnis nehmen und bei einer Behandlung berücksichtigen.

Konflikte als Belastungen gibt es auch im Berufsleben. Das ist nichts Neues. Schwierigkeiten mit einem neuen, jüngeren Chef oder Vorgesetzten sind die Regel. Soll man bleiben oder sollte man besser eine neue Stelle suchen? Ab einem bestimmten Alter wagt man sich diese Frage gar nicht zu stellen. Gibt es Alternativen? Dies sind Dinge, mit denen man sich so lange beschäftigen muß, bis man eine Lösung gefunden hat. Mit ihr be-

endet man eine Dauerbelastung.
Die Anhäufung akuter Belastungen ähnelt der konstanten Belastung oder permanenten Belastung in der Hinsicht, daß nicht nur die Stimmung eine Zeitlang betroffen ist, sondern auch die körperlichen Reaktionen permanente oder ständig wiederkehrende Impulse erhalten. Die immer wieder akut auftretenden vegetativen, neurohormonellen und immunologischen Reaktionen bewirken eine Anspannungslage (elektrisch, hormonell usw.), die einem Dauerreiz gleichkommt. Der Unterschied zur akuten Belastung besteht darin, daß bei der akuten Belastung meistens der normale, affektive und körperliche Zustand wiederhergestellt wird. Beispielsweise verbraucht sich das Adrenalin relativ schnell und der Normalzustand ist wieder vorhanden. Anders bei den permanenten oder bei der Anhäufung akuter Belastungen, dort findet ein ständiges Reaktivieren statt. Abgesehen von der körperlichen Belastung haben wir es schließlich auch mit einem psychologischen Phänomen zu tun, nämlich der Konditionierung. Wenn nämlich Belastungen eine Zeitlang vorhanden sind oder eine Zeitlang immer wieder auftreten, prägt sich der dabei aktivierte körperliche Mechanismus ein und ist immer wieder aktivierbar. Dieses Reaktivieren der körperlichen Mechanismen bedarf mit der Zeit keiner großen Belastungen mehr, sondern nur noch geringfügige Anlässe, die der Belastungssituation ähneln, reichen aus, um den gesamten krankmachenden Prozeß auszulösen. Anders ausgedrückt: Patienten mit Ohrgeräuschen, Hörsturz, Morbus Menière brauchen oft nur noch geringen Belastungen ausgesetzt zu sein, um mit einem Rezidiv, also einem Rückfall zu reagieren. Denn meist ist der Auslöser des ersten Hörsturzes eine gravierende Anspannungs- und Belastungssituation, die Auslöser für den

zweiten und dritten Hörsturz usw. sind oft ganz banaler Art.

Zeitalter als Gesundheitsrisiko

Belastungen nehmen zu, erhöhen sich, werden unabschätzbar und können nicht mehr adaequat verarbeitet werden:

Zeitmangel als Gesundheitsrisiko

Typisch für unser Zeitalter ist die mangelnde Zeit. "Time is money" ist einer der Sätze, die für das amerikanische Denken typisch sind. Es ist zu uns und sogar in die asiatischen Länder vorgedrungen. Der Vorteil dieses Denkens liegt eindeutig darin, daß man in relativ kurzer Zeit vermögend werden kann, was früher nur über einen langen Generationen-übergreifenden Zeitraum möglich gewesen ist. Der Nachteil allerdings ist die Quittung für den Erfolg, die Erkrankungshäufigkeit aufgrund der Selbstüberforderung. Das menschliche Gehirn ist nicht für

Schnelligkeit in Entscheidungsfragen konstruiert. Es braucht Bedenkzeit sowie Verarbeitungszeit. Dinge, die einen beschäftigen, Ideen, die man realisiert, benötigen eine relativ lange Verarbeitungszeit. Jedem bekannt ist der Ausspruch: "Bevor Sie sich entscheiden, schlafen Sie noch einmal eine Nacht darüber". Damit ist Bedenken und Verarbeitung gemeint, die allerdings in die Nacht hinein geschoben werden sollen. Das ist vereinzelt unproblematisch; bei der Menge der zu verarbeitenden Dinge, mit denen wir es heute zu tun haben, wird das Ganze aber zum Problem. Schlechter Nachtschlaf führt jeden über kurz oder lang in einen Erschöpfungszustand hinein, der sich häufig bereits durch Schlafstörungen ankündigt. Die Fülle der täglichen Informationen, Eindrücke, Ideen und Konfrontationen müßte tagtäglich verarbeitet werden, genauso wie tagtäglich nach dem Essen einen Verdauungsspaziergang gemacht werden müßte. Aber dafür hat niemand Zeit. Die Folge ist das Verschieben der Verarbeitungszeit in die Nacht, ins Wochenende, in den Urlaub oder in den Tod. Gemeint ist, daß die Verarbeitung, die nachts stattfindet, zu einem gestörten Schlaf führt, der sogar bereits vorhandene Beschwerden wie z.B. Ohrgeräusche morgens lauter werden läßt. Das gleiche gilt für das Wochenende und den Urlaub. Viele Patienten erkranken nicht während der täglichen Belastungen und unter dem tatsächlich vorhandenen Streß, sondern erst während der Verarbeitungszeit, also in der Nacht, am Wochenende oder im Urlaub. Sie wachen morgens auf und haben einen Hörsturz, oder sie erleiden ihn am Wochenende oder bekommen ihn im Urlaub. In diesem Buch habe ich bereits erwähnt, daß japanische Konzerne dazu übergegangen sind, Wochenenden und Urlaube zu streichen, weil gerade in dieser Zeit die Mitarbeiter zu erkranken drohen, und die Folge der plötzliche Managertod "Karoushi" ist. Tägliches Verarbeiten wäre gesund, das Verschieben und das damit verbundene Anhäufen von zu verarbeitenden Dingen können krank machen. Es ist also nicht die Verarbeitung, die krank macht, sondern die übergroße Menge der zu verarbeitenden Dinge, die sich auf Grund der vermehrten Erlebnisse in der heutigen Zeit und mangels regelmäßiger Verarbeitung angehäuft haben.

Verlust der Muße

Der Verlust der Mußekultur, die in den asiatischen Ländern große Tradition besaß, führte in den letzten Jahren zu einem enormen Anstieg der hier erwähnten Erkrankungen und sogar zu der ebenfalls erwähnten Neuentdeckung, dem akuten Managertod (Karoushi). Mußekultur bedeutete nämlich, daß man während einer kulturellen Aktion abschalten und verarbeiten könnte, da die damit verbundene Konzentration und Anspannung extrem gering ist. Der Verlust der Mußekultur, der Verlust von religiöser Betätigung, Gemütlichkeit im Freundeskreis und das Wegfallen von grundlegender Konversationen, die heute durch die Vorherrschaft des Fernsehens in den Hintergrund gedrängt werden, sind ominöse Zeichen unserer Zeit. Das "Time is money-Denken", ein Produkt unseres Zeitalters, stellt insofern ein Gesundheitsrisiko dar, als sich aus diesem Denken Erfolgsnormen entwickelt haben, die die in der Persönlichkeit begründeten Gesundheitsrisiken enorm unterstützen. Mehr denn je ist heute Überaktivität und Gewissenhaftigkeit gefragt, Pflichtbewußtsein und Hundertprozentigkeit bedeuten einen

Aufstieg in die höchsten Posten. Deshalb werden diese Erfolgsnormen in die Schulbildung integriert, was sich in überhöhten Anforderungen an die Kinder niederschlägt. Gerade die weniger erfolgreichen Eltern setzen ihre Kinder mit diesen Erfolgsnormen derart unter Druck, daß sich das gesamte Klassenniveau diesem Leistungsdruck anpaßt. Es ist ein hohes, intellektuelles und leistungsbetontes Niveau, allerdings auf Kosten eines sehr hohen gesundheitlichen Risikos. Ein weiterer großer Nachteil könnte sein, daß das Niveau vorwiegend durch Fleiß und Zeitaufwand geprägt ist und in geringstem Maße der Kreativität bedarf. Hier paßt die Aussage eines guten Freundes hin, der immer sagt: "Eine gute Idee verwirklicht sich von alleine, nur schlechte Ideen machen Arbeit."

Je schneller, desto besser?

Früher hat es Tage und Wochen und Monate gedauert, bis man von einer Stadt in die andere gereist war. Das lag an der Langsamkeit der Fortbewegungsmittel, zu Fuß, auf dem Pferd, mit der Kutsche, mit dem Fahrrad usw. Die Entwicklung des Autos führte schon damals zu einer deutlichen Steigerung der Geschwindigkeit, obwohl es zu Beginn hieß: "Zwanzig Kilometer pro Stunde sind für den Menschen viel zu schnell." Damit sollte gesagt werden, daß das menschliche Wesen aufgrund seiner biologischen Voraussetzungen nicht in der Lage ist, eine Dauergeschwindigkeit von 20 km/h auszuhalten. Heute lacht man darüber, wenn man mit einer Geschwindigkeit von mehr als 200 km/h über die Autobahn fährt. Dabei gibt es allerdings nichts zu lachen, denn die Zeitersparnis macht sich an anderer Stelle wieder negativ bemerkbar. Die Belastung erscheint in "verschobener" Form und egalisiert so den Zeitgewinn, der durch die schnellere Bewältigung der Strecke erzielt wurde. Man gewinnt Zeit, verliert aber Gesundheit. Jeder Mensch weiß, daß er aus sich selbst heraus ein Fahrzeug, das mit einer Geschwindigkeit von 200 km/h fährt, nicht beherrschen kann. Nur die Technik mit ihren vielen Übersetzungen ermöglicht das Dirigieren eines solchen Fahrzeuges. Fällt diese aus, oder stellt sich irgendetwas in den Weg, oder verändert sich die Fahrbahn durch Wasser oder Eisbelag, bleibt für die Insassen keinerlei Chance mehr. Diese Tatsache wird von jedem wahrgenommen, ob bewußt oder verdrängt spielt hierbei keine Rolle. Man lebt mit dieser Gewißheit, die schon in sich eine Anspannung im PNI-Bereich (Zur Erinnerung: im psychischen, muskulären, vegetativen, neurohormonellen und Immunbereich) darstellt, und die man bei häufigem Autofahren auch als Daueranspannung bezeichnen kann. Diese im Nackenmuskelbereich vorwiegend wahrgenommene Verspannung wird zu leicht mit einer ungesunden Sitzweise abgetan. Orthopäden arbeiten an dem Problem, allerdings mit falschem Blickwinkel. Der Mensch ist für diese hohen Geschwindigkeiten nicht geschaffen, und das bekommt er zu spüren.

Die Welt wird erdrückend klein

Die Kommunikations- und Geschwindigkeitsmöglichkeiten hängen unmittelbar mit den oben beschriebenen Phänomenen zusammen. Bevor es das Telefon gab, wurden Briefe oder Nachrichten per Kutsche versandt. Die Kommunikationsgeschwindigkeiten und Kommunikationsmöglichkeiten von heute sparen Zeit ein, Zeit, die einem fehlt, um sich über die Information, um die es geht, Gedanken zu machen. Das menschliche Gehirn kann sich weder auf ein Objekt konzentrieren, das sich mit einer Geschwindigkeit von 200 Km/h bewegt, noch auf Dinge, die innerhalb weniger Minuten hin und her gefaxt oder am Telefon kurzerhand abgehandelt werden. Es ist keine Zeit für eine Reaktion oder für eine Überlegung vorhanden. Das Reagieren, das Überlegen, die Verarbeitung dieser Dinge wird auf einen späteren Zeitpunkt verschoben. In der Psychologie gibt es dafür den Begriff der "Affektverschiebung". Die Folgen dieses Mechanismusses soll an einem Beispiel verdeutlicht werden: Knapp ist man einem Unfall entkommen und hat diesen Vorfall mit einer erstaunlichen Gelassenheit ertragen. Es sind keine Anzeichen von Panik oder dergleichen aufgetreten. Eine Woche später tritt in einem Kaufhaus ohne erkennbaren Anlaß eine Schwindelattacke auf. Wie kann das passieren? Ganz einfach, eine Affektverschiebung hat stattgefunden. Zu dem Affekt (z.B. Angst) gehört ein PNI-Mechanismus, der sich in einer körperlichen Reaktion äußerte: die Schwindelattacke (z.B. als menière'scher Drehschwindelanfall mit Übelkeit und Erbrechen).

Der Jet-Set-Schock

So wie wir den Geschwindigkeiten und der Fülle der Kommunikationen nicht gewachsen sind, genauso wenig können wir auf einfache Weise oder von alleine die Eindrücke verarbeiten, die uns diese Reisemöglichkeiten gewähren. Gestern war ein Geschäftsmann in London, heute ist er in Amsterdam und morgen fliegt er nach New York. Rein technisch ist das möglich, ein Gegenstand kann das auch unbeschadet überstehen. Der Mensch allerdings muß mit weiteren Belastungen umgehen können, es sei denn er ist total abgestumpft, aber das wünsche ich niemandem. Denn dann ist er gegen Eindrücke jeglicher Art abgestumpft und lebt nicht mehr, sondern vegetiert nur noch wie eine lebendige Kalkuliermaschine. Der Eindruck einer Reise, die fremde Sprache, die fremde Mentalität, alles, was man erlebt, sieht, hört, schmeckt, riecht usw., also eine Unmenge von Sinneseindrücken, die in einer fremden Umgebung vorhanden sind, müssen verarbeitet werden. Für die Verarbeitung braucht der Mensch allerdings eine längere Zeit, vielleicht drei Tage. Am nächsten Tag ist man aber schon an einem anderen Platz, an dem wieder Reize auf einen einwirken, die wiederum eine Verarbeitung verlangen usw. Und auch die Belastungen dieses Bereiches erscheinen in "verschobener" Form wieder: Früher machte man <u>eine</u> große Reise im Leben und viele kleine Reisen über die Jahre verteilt. Man zehrte jahrelang an den Ereignissen, Erlebnissen und Freuden eines Urlaubes am Meer oder in den Bergen. Heutzutage kann man all das, die Erlebnisse, von denen ganze Generationen ein Leben lang zehrten, in einem Jahr absolvieren. Damit ist das Reisen auf der einen Seite so langweilig geworden, daß einige meiner Freunde, und ich selbst, kaum noch daran interessiert sind. Werden allerdings im Zustand der Unersättlichkeit derartige Unternehmungen gemacht, braucht man viel Verarbeitungszeit: Wie so oft ist diese allerdings nicht vorhanden. Nach solch unersättlichem Erlebnisdrang müßte den Leuten der Kopf zum Platzen voll sein, und in vielen Fällen ist er es auch. So ist es kein Wunder, daß Erkrankungen der Kopfgegend wie Ohrbeschwerden, Sehstörungen, Kopfschmerzen, Migräne usw. so extrem zugenommen haben. Die schwerwiegensten Jet-Set-Schock-Opfer sind die schon öfters erwähnten Karoushi-Toten. Diese Menschen sind Opfer eines alten Denkens, das aus einer Zeit stammt, in der es galt, alles mitzunehmen, was man erhalten konnte. Zum Beispiel in Kriegszeiten oder in Zeiten der Armut raffte, sammelte, bunkerte und sparte man so viel man konnte. Das fing bei den Informationen an und hörte beim Essen auf. Es gab nur die Möglichkeit, zu nehmen und mit Ja zu antworten, wenn einem etwas angeboten wurde. Dieses alte Denken ist geblieben. Die Notwendigkeit, auch einmal nein zu sagen, zu verzichten aufgrund von Überfluß, hat es bisher nie gegeben. Und wer es nie gelernt hat, tut sich schwer damit. Können Sie sich vorstellen, daß es Menschen gibt, denen eine kostenlose Reise nach Brasilien angeboten wird, und die es tatsächlich mit der Begründung ablehnen: "Ich bin zur Zeit an so etwas nicht interessiert."

Fortschritt als Seitensprung

Unser Wirtschaftswunder blühte dadurch auf und die Menschen wurden dadurch überfordert, daß dank des technischen Fortschritts verschiedene Arbeit gleichzeitig verrichtet werden konnten. Unter dem Vorwand der Zeitersparnis undder Entlastung durch technische Geräte wurde der Mensch mehr belastet als er es wahrnahm. Die Technik ermöglichte und ermöglicht immer noch die Vereinfachung von körperlichen Arbeiten. Beispielsweise kann eine Motorsäge ohne viel Kraftaufwand des Sägenden Holz zerkleinern, wohingegen das Sägen mit einer Säge, die manuell betrieben wird, sehr viel anstrengender ist. Die Motorsäge erleichtert also die Arbeit, die die Muskeln verrichten würden, belastet aber das Gehör durch die Lärmentwicklung. Von den Anschaffungskosten, den Betriebskosten, dem Benzin oder Stromverbrauch und der damit verbundenen Umweltunverträglichkeit will ich hier nicht reden. Ich spreche hier Lärm an, der sich immer dann entwickelt, wenn eine Maschine Muskelarbeit ersetzen soll. Die Muskulatur wird geschont, das Gehör wird belastet. Rein physikalisch kann sich auch nichts verändert haben, es hat nur eine Verschiebung stattgefunden. Diese Verschiebung von der Muskelarbeit zur Belastung des Gehirns und der Sinnesorgane hat alle Bereiche eingeholt, wie wir bereits mehrfach gesehen haben. Um auf das Wirtschaftswunder zurückzukommen: Hier konnte sich die Hausfrau mit vielerlei Geräten eindecken, die ihr die Arbeit erleichtern sollten, dies aber nur scheinbar taten. Eine reale Erleichterung wäre folgendermaßen abgelaufen: Früher wuschen die Hausfrauen im Bottich, oft mit mehreren Frauen zusammen. Man unterhielt sich, dachte nach und verarbeitete belastende Dinge des Alltags, denn diese einfache Tätigkeit ermöglichte das. Es gab einen Waschtag und am Abend war die Wäsche gewaschen und mußte nur noch trocknen. Für weitere Dinge hatte die Hausfrau keine Zeit, denn sie hatte mit der Wäsche an diesem Tag in der Tat genug zu tun. Die Hausfrau der heutigen Zeit hat eine Waschmaschine mit eingebautem Trockner. Das hätte eine große Erleichterung werden können, wenn die Hausfrau die Wäsche in die Waschmaschine getan, die richtige Temperatur und Waschzeit usw. eingestellt und dann "die Beine hochgelegt" hätte. Am Abend hätte sie auch einen Waschtag hinter sich und hätte sich gleichzeitig erholen können. Der technische Fortschritt wäre in der Tat ein Fortschritt gewesen, eine Erleichterung des Lebens. Aber dem war und ist leider nicht so: Die Hausfrau füttert die Waschmaschine, richtet und stellt den automatischen Herd ein und geht einkaufen. Mehrere Dinge geschehen nun gleichzeitig. Während die Hausfrau einkaufen geht, wäscht die Waschmaschine und der Elektroherd kocht. Auf den ersten Blick scheint dies eine großartige Regelung zu sein. Aber in Wirklichkeit schlägt sich die Verschiebung der Erleichterung nicht nur auf den Geldbeutel nieder, der für die Anschaffung der Geräte herhalten muß, sondern auch auf die Umwelt, die unter dem Verbrauch von Strom, Wasser usw. zu leiden hat, und auf die Hausfrau selbst. Diese läuft nämlich nun durch den Supermarkt und kauft anhand ihres Einkaufszettels ein. Immer wieder fallen ihr Dinge ein, die mit dem Herd und der Waschmaschine zu tun haben: "Habe ich den Wasserhahn aufgedreht, hab` ich die richtige Temperatur eingestellt, hoffentlich schaltet sich die Maschine automatisch ab, hoffentlich platzt nicht der Schlauch, hoffentlich läuft die Maschine nicht aus," usw. Ähnliche Gedanken kreisen um den Herd und den darin befindlichen Braten. Die Hausfrau arbeitet also, während sie einkauft, mit dem Kopf. Sie denkt, überlegt, versucht sich zu erinnern, malt sich entsetzliche Dinge aus, die passieren könnten, während die Maschinen alleine gelassen sind, denn eine absolute Sicherheit gibt es im technischen Bereich nie. Da sie dieses Paralleldenken gewohnt ist, denkt sie dann auch gleich an das Ende der Schule, wann die Kinder selbstverständlich mit dem Auto abgeholt werden müssen, ob das Auto noch genug Benzin hat usw. Je gewissenhafter und pflichtbewußter die Hausfrau ist, desto mehr zermartert sie ihr Gehirn. Wozu hat also der Fortschritt geführt? Er hat den Menschen abhängig gemacht von Maschinen, die einen ständig zum Denken zwingen. Ein gewisses Umdenken allerdings kann dazu führen, daß man sich die Technik, den Fortschritt wirklich zunutze machen kann. Es geht nicht darum, am Waschtag den ganzen Tag im Bett zu liegen, aber man kann sich an diesem Tag weniger belasten und darf eines nicht unterschätzen: die Belastung durch gleichzeitiges Tun verschiedener Dinge, gleichzeitiges Denken an verschiedene Aufgaben. Alleine zu wissen, wo die Gefahr lauert, kann Abhilfe schaffen.

Zitat von Professor Fritz Krückeberg, Präsident der Gesellschaft für Informatik (1991): "Der Computer ist Werkzeug des Menschen, der dabei autonom bleibt als gestaltende Persönlichkeit. Der Mensch darf sich nicht zum abhängigen Werkzeug des Computers machen lassen und dadurch seine Autonomie verlieren."

Umdenken würde schützen

Obwohl wir in einer modernen Zeit mit moderner Technik leben, denken die meisten Menschen wie früher. Dieses alte Denken in einer neuen Zeit führt zu den größten Problemen, die wir haben. Wenn wir früher mit einer Axt hundert Holzscheite in einer Stunde zerkleinern konnten, um für eine gewisse Zeit Brennholz zu haben, warum müssen wir dann heute wieder eine Stunde arbeiten, allerdings mit einer Motorsäge, die uns tausend Holzscheite beschert, ohne daß wir tausend Stück brauchen? Nach dem alten Denken könnte man nun sagen, wir haben neun Stunden gespart. In der Tat bräuchten wir weitere neun Stunden, um mit der Axt weitere neunhundert Holzscheite zu hacken. Was machen wir aber mit den neun gewonnen Stunden? Nach dem alten Denken können wir diese gewonnen Stunden nicht genießen, da wir Normen und Reglementierungen verinnerlicht haben wie "Ohne Fleiß keinen Preis, Wer rastet, der rostet, Erst die Arbeit, dann das Vergnügen" usw. Die neun Stunden bleiben uns nicht zur freien Verfügung, sondern wir investieren sie in weiterer Arbeit. Wozu aber, fragt man sich. Nur um anzugeben, wieviel Holz man vor dem Haus liegen hat? Nur damit der andere sagt: "Alle Achtung, der hat was geschafft"? Ich glaube, hier wird jeder erkennen, daß so etwas die neun Stunden nicht wert ist.

Ein weiterer wichtiger Nachteil, und damit auch eine Belastung in unserem modernen Leben, ist die mangelnde Bestätigung oder Selbstbestätigung. Beim Holzhacken konnte man selbst sehen und auch anderen zeigen, was man geleistet hat. Man konnte auch in den Genuß des Lobes kommen oder zumindest sich selbst loben. Das ist bei vielen modernen Leistungen kaum möglich. Zum Beispiel ist die Arbeit am Computer im Verwaltungsbereich kaum sichtbar. "Was habe ich heute geleistet?" fragen sich leistungsorientiert erzogene Menschen und werden unzufrieden mit sich selbst, weil sie nichts, kein greifbares Ergebnis in der Hand haben. Hätten solche Menschen etwas in der Hand, das Gewicht hat, das man sieht und zeigen könnte, wären sie zufrieden. Aber so?

Vorwärts mit dem Blick zurück

Die Zeit selbst kann nicht mehr zurückgedreht werden, das wäre wohl auch der falsche Weg. Für die Zukunft allerdings sollte man sich dieser Belastungen bewußt sein und versuchen, auf welchem Wege auch immer, sie zu reduzieren. Zur Zeit gelten sie, ähnlich wie schicksalhafte Belastungen, als unbeeinflußbar, es sei denn man würde sich aufs Land zurückziehen und versuchen, ein anderes Leben zu führen. Dem aber widersprechen viele Umstände und sogar Gesetzmäßigkeiten. Es gibt immer wieder Menschen, die als Spinner abgetan wurden, die diesen Weg zurück suchten und auch gefunden haben. Dieses Leben ist allerdings nicht konsequent durchführbar, weil man, um überleben zu können, auf Telefon, Strom, Benzin usw. angewiesen ist. Der wichtigste Grund: Alleine das Selbstherstellen von Strom durch Wind oder Wasserkraft wäre gar nicht mehr erlaubt. Aber wie gesagt, das Zurück in die Vergangenheit scheint mir nicht der richtige Weg zu sein, sondern vorwärts in die Zukunft, in der man allerdings enorme Verbesserungen im Zusammenleben zwischen Mensch und Technik erreichen muß.

Die Überforderung

Das Erschöpfungsgefühl

Die Überforderung entsteht

1.) durch ein Nicht-Wahrnehmen von Belastungen

2.) durch ein Zusammentreffen von

a) selbstinduzierten Belastungen (siehe Persönlichkeit)

b) unbeeinflußbaren Belastungen (siehe Schicksal, Zeitalter)

c) mangelnden Entlastungsmöglichkeiten (Persönlichkeit, Zeitalter)

Das "Erschöpfungsgefühl"

In unserer heutigen Zeit, der Leistungsgesellschaft sind die Aufstiegschancen für den Kopfmenschen besonders gut. Sein Denken hat sich dem eines Computers angepaßt, sein Denken ist mit dem Computerdenken kompatibel. Er kann allerdings Entscheidungen treffen, was hingegen ein Computer nicht kann. Dieser hat aber eine größere Gedächnisleistung und mehr Information zur Verfügung und stellt damit eine Ergänzung des Kopfmenschen da. Der Computer kann pausenlos arbeiten, der Kopfmensch scheint das auch zu können. In dieser geistigen Tätigkeit unterscheidet sich der Mensch vom Tier, das ist seine große Fähigkeit, kann aber auch sein Verhängnis sein. Da das Gehirn nicht weh tut, keine Ermüdungsschmerzen oder bekannte Ermüdungserscheinungen aufkommen lassen kann, wird es leicht überfordert. Der körperlich arbeitende Mensch spürt nach einer gewissen Zeit der körperlichen Arbeit Ermüdungserscheinungen im Bereich der Muskulatur, bishin zu Schmerzen. Das läßt ihn seine Arbeit beenden, und ein gutes Essen und ein guter Schlaf bringt ihm seine Leistungsfähigkeit zurück. Anders ist es beim Kopfmenschen. Er neigtdazu, sich zu überfordern, weil er die Ermüdungserscheinungen des Gehirns nicht wahrnimmt. Da diese Leistungsfähigkeit aber auch begrenzt ist, da eine Begrenzung notwendig ist, muß sich die Natur ein Symptom wie Müdigkeit oder Schmerzen "ausdenken", um eine Erholungsphase zu erzwingen. Die Schmerzen in der Hand, im Arm nach einer körperlichen Arbeit führen zu einer Schonhaltung , so daß meist am nächsten Tag die Hand und der Arm wieder leistungsfähig sind. Auch hier gibt es Überbeanspruchungen, die erfordern, daß die Extremitäten länger geschont werden müssen. Leider wird das in unserem Leistungsdenken auch nicht praktiziert, sondern man nimmt Medikamente gegen die Schmerzen, damit man weiterarbeiten kann. Bei Sportlern ist dieses Phänomen noch weiter verbreitet, was zur Folge hat, daß die Sportler nach ihrem Leistungssport bereits in jungen Jahren körperlich verschlissen sind. Ihre Gelenke und Extremitäten sind nicht mehr belastbar, weil man die natürliche Bremse, die sich in Form von Schmerzen geäußert hatte, durch Medikamente bewußt kaschierte.

Wenn der Mensch bereits die Natur vergewaltigt, die mit Warnsignalen auf eine Gefahr hinweist, wie leicht ist es dann möglich, die Natur zu vergewaltigen, wenn sie noch gar keine Warnsignale entwickelt hat. Denn das Wesen des Kopfmenschen ist erst in den letzten Jahrzehnten entstanden, in denen sich die körperliche Arbeit mehr und mehr auf die geistige Ebene verlagert hatte. Die Natur hat es noch nicht oder vielleicht doch fertig gebracht, ein Symptom für die Gehirnmüdigkeit oder Denkmüdigkeit zu entwickeln. Könnte das Ohrgeräusch der hörbare Schmerz des zuviel denkenden Gehirnes sein? Diese Behauptung klingt gewagt, ist aber begründbar. Das Ohrgeräusch ist ein hörbarer Schmerz, denn Hören und Fühlen sind sehr eng verwandte Wahrnehmungen, wenn man bedenkt, daß manche niedere Lebewesen über die Haut Schall hören können, da sie noch keine Ohren besitzen. Aus dem "Hauthören" hat sich im Laufe der Entwicklungsgeschichte das Hören über eine Änderung des Hautorgans, nämlich über das Ohr entwickelt. Am Ohr erkennt man noch die ehemaligen Hautbestandteile, nämlich das Trommelfell, das eine sehr dünne Haut geworden ist, deren Beweglichkeit einer Mikrophon-Membran ähnelt. der Tinnitus, der hörbare Schmerz als Überforderungssymptom des Gehirns könnte ein ebenso natürliches Symptom sein, wie Schmerzen in den Beinen beim Laufen einer zu langen Strecke oder Schmerzen in den Armen bei zu viel manueller Arbeit oder Hungergefühl, Durstgefühl, Müdigkeit usw.

Die Überforderung entsteht

In dem Überblick der Ursachenkette war zu erkennen, daß die Überforderung durch drei Dinge zustande kommt: durch bestimmte Persönlichkeiteigenschaften, bestimmte Belastungen und bestimmte Merkmale unseres Zeitalters. Wir konnten feststellen, daß einige Belastungen gar nicht wahrgenommen

werden können. Das lag einmal daran, daß ein bewährtes Verhalten (z.B. Gewissenhaftigkeit) plötzlich zum Problem werden kann, wenn die heutige Zeit den Zeitraum, den dieses Verhalten benötigt, nicht mehr zuläßt. Die Belastungen, die von der eigenen Persönlichkeit initiiert werden und die, die der Fortschritt mit sich gebracht haben, wurden und werden zunächst gar nicht wahrgenommen. Dadurch wird die Notwendigkeit gar nicht gesehen, sich zu entlasten oder bewußter mit Belastungen umzugehen. Das Zusammentreffen der vielen Belastungen führt schließlich zu der Überforderung. Es sind die Belastungen, die in der Persönlichkeit begründet sind, die hausgemachten Belastungen, es kommen die schicksalhaften und die unseres Zeitalters, die nicht mehr beeinflußbar sind, hinzu, meist sogar in Form einer akuten Auslösesituation. Da keine Entlastungsmöglichkeiten bestehen, was zum einen in der individuellen Persönlichkeit und zum anderen im Zeitmangel unserer heutigen Welt begründet sein kann, können die Überforderungen nicht mehr aufgehalten werden.
Die Überforderung als abstrakter Begriff äußert sich als allgemeine Anspannungen sowohl psychisch als auch körperlich.

Die allgemeine Anspannung

(die somatisierte Überforderung)

Krankmachende Reflexe

Umwelt- und intrapsychische Erlebnisse aktivieren generell über Sinnes- oder Großhirnwahrnehmungen via Limbisches System und Hypothalamus affektiv-motorisch-vegetativ-neuro-hormonell-immunologische Programme

In einer Überforderungssituation üben diese Programme als permanente Bereitstellungsreflexe störende und schädigende Einflüsse in Form von "allgemeinen Anspannungen" aus.

Krankmachende Reflexe

Zur Verdeutlichung: Alles, was man sieht, was man hört, was man fühlt, was man riecht, ist immer gekoppelt mit einer psychischen und körperlichen Reaktion. Dieses Phänomen kennt jeder, der schon einmal einen spannenden Film gesehen hat, bei dem er aufgeregt und angespannt war und währenddessen ihm eine Gänsehaut über den Rücken lief oder er einen schnellen Puls verspürte.

Emotional reagiert man freudig, verärgert, traurig, gerührt. Gleichzeitig reagiert man körperlich mit Tränen, Gänsehaut, Herzklopfen, Schweißausbrüchen, Erröten, Erblassen, Zucken in

Schrecksituationen usw. Außenreize provozieren also körperliche Reaktionen, die in der Muskulatur wirksam werden und die über das vegetative Nervensystem und über das neurohormonelle und immunologische System zu entsprechenden Veränderungen führen. Auch weniger Spür- oder Sichtbares, wie die Steigung oder Senkung des Blutdruckes, die Veränderung des Blutzuckerspiegels usw. gehören zu diesen körperliche Reaktionen. Aber nicht nur Außenreize, sondern auch Gedanken, Erinnerungen, Vorrausschau usw. können psychische und körperliche Reaktionen in der beschriebenen Weise verursachen. Jeder kennt das Phänomen eines "mulmigen Gefühles", wenn man an eine unangenehme Situation denkt, die in der Zukunft stattfinden wird. Das kann eine Prüfungssituation sein, das kann eine bevorstehende Operation sein, eine Geburt und ähnliche Ereignisse, die schwerlich abgewendet werden können. Aber auch Erinnerungen an beispielsweise traurige Situationen, die vielleicht sogar schon Jahrzehnte zurückliegen, können in dem Moment, in dem sie rekapituliert werden, zu diesen Reaktionen führen. Spricht man mit jemanden über einen schmerzlichen Verlust, der lange zuvor stattgefunden hat, kann im Moment des Gespräches ein plötzliches Weinen ausgelöst werden, also eine körperliche Reaktion, nämlich die Reaktion der Tränendrüse.

Jeder Gedanke, jede Sinneswahrnehmung führt also zu psychischen und körperlichen Reaktionen. Die Vielfalt und Unterschiedlichkeit der Auslöser bewirkt, daß sich die verschiedenen Reaktionen gegenseitig ausgleichen: In der Regel folgt einer Reaktion die Entspannung, der Körper und die Psyche erholen sich, und alles ist wieder im Gleichgewicht. Es ist sogar gesund, wenn ab und an der Blutdruck hochschießt, die Gefäße sich verengen oder erweiten, die Muskulatur sich anspannt und wieder entspannt, da diese Reaktion von der Lebendigkeit des Körpers zeugt.

Ein Hörsturz entsteht nur dann, wenn diese Reize und Gedanken einseitiger Natur sind und sich nicht abwechseln. Wenn immer dieselben Reize und Gedanken einen Menschen bedrängen, werden auch die entsprechenden einseitigen psychischen und körperlichen Reaktionen erzeugt. Der Betroffene wird von dieser Einseitigkeit überfordert und die permanenten Reize und Gedanken beginnen, den Organismus zu stören und zu schädigen. Denn die einseitigen körperlichen Reaktionen, die permanenten Bereitstellungsreflexe erzeugen nämlich eine gewisse körperliche Konstellation. Diese Konstellation oder Verfassung kann man als eine allgemeine Anspannung bezeichnen. Der Mensch ist psychisch angespannt, muskulär angespannt, vegetativ angespannt, indem die Blutgefäße sich verengen, und es finden entsprechende neurohormonelle und immunologische Reaktionen statt.

Der Erkrankungsmechanismus

Reaktion des Organismus:

Von der Anspannung zur Angst
Von der Anspannung zum "Muskelkrampf"
Inneres Erblassen vor "Schreck ohne Ende"
Streß vergiftet den Organismus
Körpereigene Drogen

Von der Anspannung zur Angst

Die affektiven Folgen der Belastung (Hier: ständiger Termindruck) werden erst als krankhaft angesehen, wenn Angst oder Depressivität die Lebensqualität und die Arbeitsfähigkeit in erheblichem Maße beeinträchtigen.
Wie bereits im vorherigen Kapitel, die "Allgemeine Anspannung", beschrieben, finden in einer Überforderungssituation Anspannungen statt, die als Reaktion des Organismus nachweisbar sind. Am Beispiel des ständigen Termindruckes, also einer einseitigen Belastung, die kaum unterbrochen wird, stellt man eine affektive Veränderung fest. Der Mensch, der unter dem ständigen Termindruck leidet, reagiert zu ernst oder auch ängstlich, gerät leicht in Panik, bei vielen solcher Personen kann zudem eine ständige innere Unruhe beobachtet werden. Die Folgen können Isolation sein, Depressivität, Schlafstörungen, Sexualstörungen usw. Mit Sicherheit führt eine derarti-

ge Situation als permanente Belastung zur enormen Einbuße der Lebensqualität.

Von der Anspannung zum "Muskelkrampf"

Neben der psychischen Veränderung findet auch eine muskuläre Veränderung statt, die zunächst im Gesicht erkennbar ist. Es sind oft ernste, verbissene Gesichtzüge, herunterhängende Mundwinkel, das Zusammenkneifen der Augen, und ähnliche Verhaltensauffälligkeiten lassen sich beobachten. Der Mensch, der unter Druck steht, sieht unglücklich aus, er hat einen unzufriedenen Gesichtausdruck, ohne daß es ihm bewußt wird. Vielleicht spricht ihn jemand an, der ihn lange nicht gesehen hat, mit der Feststellung: "Du bist aber alt geworden". Aber auch in der Haltung fallen bestimmte Dinge auf, wie z.B. das Hochziehen der Schultern, der gebeugte Gang, der krumme Rücken usw. Bei allen Patienten, die unter Hörsturz und den artverwandten Erkrankungen leiden, sind Nacken- und Kieferanspannungen nachweisbar. Sie stellen deshalb auch wichtige Befunde des PNI-Innenohrsyndroms (Greuel) dar. Die allgemeine Anspannung äußert sich eben auch in einer Anspannung der Nacken- und Kiefermuskulatur mit allen dazugehörigen Verschleißerscheinungen. In den Gelenkkapseln der Wirbelsäule glauben Wissenschaftler Nervenfasern gefunden zu haben, die bei Anspannung der Kapsel zu einer Verengung der Blutgefäße im Ohrbereich führen. Dies wäre ein weiterer Mechanismus, der über eine Anspannung der Muskulatur und eine veränderten Stellung der Wirbelkörper zueinander die Durchblutung im Ohr negativ beeinflussen würde. Eine symptomatische Nackenentspannung durch Krankengymnastik oder Massage würde hierbei jedoch nichts Entscheidendes ausrichten, da der Impuls zur Anspannung vom Gehirn ausgeht. Er würde also auch nach der Massage immer wieder diese Anspannung hervorrufen, was eine eventuelle Wirkung der Massage oder Krankengymnastik sofort zunichte machen würde. Die Folgen der Nacken- und Kieferanspannung sind Verschleißerscheinungen des Kiefergelenkes, der Zahnflächen, der Halswirbelsäule usw., deren einzige Ursache die Anspannung der Muskulatur ist. In einer Überforderungssituation provoziert das Gehirn diese Anspannungen, die sich in massiven Schäden bemerkbar machen können und sich später sogar im Röntgenbild erkennen lassen. Es ist für viele Menschen noch schwer vorstellbar, aber Realität, daß eine nicht sichtbare Kraft, nämlich die Überforderung, zu einem sichtbaren Schaden führen kann. Die Überforderung setzt sich aus einzelnen Schritten zu einem regelrechten Programm zusammen, das im Zuge seines unsichtbaren Ablaufs körperlichen Schaden hervorrufen kann.

Folgende mechanische Veränderungen können auch zur Diagnoseerstellung dienen: Die Folgen der erhöhten Muskelanspannungen im Gesichts-, Nacken- und Kieferbereich sind vorzeitiges Altern des Gesichtes durch Faltenbildung, mechanische Verschleißerscheinungen im Bereich der Gelenke der Halswirbelsäule und des Kiefers und ein verstärkter Abrieb der Zahnflächen. Die unverhältnismäßig große Spannung im Bereich der Kaumuskulatur führt zu einer Kaumuskelhypertrophie, d.h. der Muskelbereich der Wangen erfährt eine starke Vergrößerung und kommt so einem "Body-Building" der Kaumuskulatur gleich, das durch das Gegeneinanderpressen der Zähne bewirkt wurde. Neben dem mechanischen Verschleiß der Zahnoberflächen können als Folge der übermäßigen Muskelanspannung Abdrücke der Zähne auf der Zunge beobachtet werden. Wenn man also die Zunge herausstreckt, sieht man am Zungenrand die Abdrücke der Zähne. Die Zunge hat diese Form angenommen, weil der Druck der Zunge gegen die Zähne über einen längeren Zeitraum unangemessen groß war.

Inneres Erblassen vor "Schreck ohne Ende"

Neben der Muskelreaktion, die zu bleibenden organisch-mechanischen Schäden führen kann, finden Reaktionen der autonomen Systeme statt. Zunächst reagiert das vegetative Nervensystem in Anspannungssituationen mit einer Verengung der Kapillaren und einer Erhöhung der Blutviskosität. Experimentell hat man bereits nachweisen können, daß in Streßsituationen das Blut zähflüssiger wird. Das Verengen der Kapillaren in Anspannungsphasen ist jedem bekannt; das einfachste Beispiel ist das Blaßwerden in einer Schrecksituation. Wenn das Gesicht erblaßt, haben sich die Blutgefäße verengt, ist der Schreck vorbei, öffnen sie sich wieder. Die Reaktion im Innenohr ist nicht so deutlich sichtbar wie die der Haut. Ich aber bin mir sicher, daß auch in Schrecksituationen die Durchblutung im Innenohr ebenso schlecht wird wie die der Haut. So geschieht es meiner Erfahrung nach, wie ich auf Seite 75 - 77 schon erwähnt habe, auch bei dem sogenannten Knalltrauma, wobei es sich, wie gesagt, in den meisten Fällen um ein "Schrecktrauma" handelt. Der Knall dient nur als letzter Auslöser, um den ohnehin auf Grund der beschriebenen Ursachen

(Persönlichkeit, Zeitalter, Belastungen) angespannten Menschen einen Hörsturz erleiden zu lassen: Die Schreckreaktion äußert sich nicht nur im Zusammenzucken der Muskulatur, sondern auch in der Reaktion des Erblassens. In diesem Fall ist nicht die Schallwelle, wie erläutert, die als überstarke Größe das Ohr irritiert hat, ausschlaggebend dafür, daß ein Lärmtrauma entstand, sondern die Schreckreaktion, daß es zu einem Hörsturz kam. Die Tatsache, daß sich das Gehör in den meisten Fällen wieder erholt, spricht, um dies noch einmal zu betonen, deutlich gegen einen Lärmschaden und sehr für eine Schreckreaktion. Eine Schädigung durch eine Schallwelle, die eine mechanische Kraft darstellt, müßte einen bleibenden Schaden hinterlassen.

Auch der ständige Termindruck führt über das vegetative Nervensystem zu einer Verengung der Kapillaren und damit zu einer Behinderung der Ohrdurchblutung.

Streß vergiftet den Organismus

So wie das vegetative Nervensystem Reize elektrisch vom Gehirn zum Reaktionsorgan überträgt, so macht es das neurohormonelle System mit Botenstoffen, den Hormonen. In der Belastungssituation, die zu der allgemeinen Anspannung führte, wurden Hormone wie Vasopressin, Adrenalin, Cortisol usw. ausgeschüttet, die auf chemischem Wege an ihren Zielorganen zur Reaktion kommen. Dabei handelt es sich wieder um eine Verengung der Kapillaren, aber auch um Thrombenbildung und andere körperliche Reaktionen, die wir im einzelnen noch nicht kennen. Häufiges Auftreten von Blutdruckschwankungen und Erhöhung des Cholesterinspiegels gehört auch zu diesen Reaktionen. Erhöhte Werte führen auf Dauer zu Organschäden, das weiß man vom erhöhten Blutdruck, vom erhöhten Cholesterinspiegel und seit kurzem auch vom erhöhten Cortisolspiegel. Letzter führt zu einer Zerstörung der Hirnsubstanz, was man bei Sportlern (Marathonläufer) feststellen konnte.

Körpereigene Drogen

Auch das Immunsystem arbeitet mit Botenstoffen, deren Wirkung aber ebenfalls noch nicht so genau erforscht ist. Es ist anzunehmen, daß in Anspannungssituationen Endorphine freigesetzt werden, also körpereigene Opioide, die einen gewissen Rauschzustand verursachen. Dadurch wird die enorme Belastungssituation, unter der man steht, nicht wahrgenommen. Der ständige Termindruck und andere Belastungen führen zu einer Reaktion, die ähnlich einem Drogen-bedingten Rauschzustand dem Menschen ein Wohlgefühl verschafft, welches ihn darüber hinwegtäuscht, daß er völlig erschöpft ist. Entgegen einem natürlichen Ruhebedürfnis scheinen diese Menschen bereits süchtig nach Streß zu sein, wenn sie sagen: "Ich brauche Streß, ich brauche den Trubel".
Man stellt sich nun die Frage, warum der Körper so etwas macht, warum er in einer Erschöpfungssituation regelrecht paradox reagiert, nämlich diese Erschöpfung nicht wahrnehmen läßt, sondern eine euphorische Stimmung erzeugt. Die Erklärung ist, daß die hier beschriebenen Erschöpfungsreaktionen in einer künstlichen Welt wiederum künstlich provoziert werden und mit einer natürlichen Lebensweise nichts zu tun haben. Wir

Menschen sind aber im Grunde "Naturwesen" und könnten in bedrohlichen Situationen - würden wir in freier Wildbahn leben - auf diese Reaktion, die uns die Erschöpfung nicht wahrnehmen läßt, nicht verzichten; wir bräuchten sie, um zu überleben. Jedem Menschen sind Geschichten bekannt, in denen ein Tier von einem weitaus größeren verfolgt wird und plötzlich über unvorstellbare Kräfte verfügt, um sein Leben zu retten. Es läuft schneller, es kämpft und beißt mit ungeheurer Kraft, was diesem kleinen Lebewesen nie zugetraut worden wäre. Das ist nur möglich, wenn der Körper in solchen lebensbedrohlichen Situationen mit körpereigenen "Drogen" arbeitet, um diese ungeheuren Reserven zu mobilisieren. Dieser Effekt ist allerdings nur kurzfristig möglich, ansonsten wäre die Erschöpfung, der Zusammenbruch danach vorbestimmt (das ist mit einer der Gründe, weshalb beim Menschen der Hörsturz meistens nach einer Streßphase eintritt). Ein gehetztes Tier, das diese Kräfte kurzfristig aktivierte, benötigt viele Stunden, eventuell sogar Tage, um sich von diesen Strapazen zu erholen.

Im Sport, im Wettkampf, beim Joggen und Laufen, aber auch im Berufsleben wird diese Kampf- oder Fluchtsituation künstlich erzeugt, und das eventuell dabei auftretende Wohlgefühl entsteht durch die Opioide, die in solchen Situationen erzeugt werden. Wenn der gestreßte Geschäftsmann nach seiner Arbeit Sport treibt und behauptet, er fühle sich danach besonders wohl, dann stimmt dies. Er fühlt sich allerdings nicht wohl, weil ihm der Sport gut getan, sondern weil er ihm einen Rausch vermittelt hat. Besser getan hätte ihm, statt Sport zu treiben, sich hinzulegen und auszuruhen. Er hätte zwar dieses Hochgefühl nicht erlebt, aber er würde sicherlich gerne darauf verzichten, wenn ihm das Zustandekommen dieses "Rausches" und die damit verbundene Gefahr bewußt wäre.

Die Organwahl

Das Hör- und Gleichgewichtsorgan als Reaktionsorgan:

Der Schallpegel als Daueralarm

Telefonterror

Wehrlos gegen Reizüberflutung

Ungünstige Blutverteilung

Das Ohr als Sollbruchstelle

Der Schallpegel als Daueralarm

Mit Sicherheit sind in unserer heutigen Zeit, d. h. seit einigen Jahrzehnten, die am meisten beanspruchten Organe unseres Körpers das Gehirn und seine Sinnesorgane, die Augen und vor allem die Ohren. Im Sinne einer evolutionären Entwicklung hat sich die Arbeit des Menschen von einer körperlichen Arbeit auf eine geistige Ebene verschoben. Was vor einigen Jahren noch manuell durchgeführt wurde, wird heute maschinell praktiziert. Die Hand, die ein Werkzeug wie Hammer und Meißel hielt, wird heute durch eine Maschine ersetzt, die diese handwerklichen Arbeiten ausführt. Das Bedienen der Maschine ist manuell sehr viel einfacher geworden, dafür werden Augen, Ohren und der Geist mehr belastet. Es muß darauf geachtet werden, daß man den richtigen Knopf im richtigen Moment bedient, man muß aufpassen, daß man schnell genug die Stoptaste drückt, man muß das Warnsignal hören, das auf eine Störung hinweist usw. Ferner machen alle Maschinen, die die körperliche Arbeit des Menschen erleichtern, Geräusche. Sie machen keinen ohrenbetäubenden Lärm, aber dafür Dauergeräusche.

Das Ohr ist heute das am stärksten beanspruchte Sinnesorgan, denn ein Großteil der Erleichterung, die körperliche Arbeit in den letzten Jahren erfahren hat, wird in Form von maschineller Lärmentwicklung auf das Ohr "umgewälzt". Dabei handelt es sich um Lärm, der in seiner Intensität weit unter dem direkt gehörschädigenden Lärmpegel liegt, den man in ehemaligen Kesselschmieden messen konnte. Die quantitative Zunahme von reduziertem Lärm unterhalb eines direkt gehörschädigenden Lärmpegels bedeutet allerdings Dauerstreß. Das, was in den Muskeln zu Ermüdungserscheinungen führte, wird in Lärm umgewandelt und bedroht weniger direkt, dafür aber mehr indirekt das Ohr. Lärm wird im Gehirn der Lebewesen als Alarmsignal gedeutet. Eine dementsprechende körperliche Alarmbereitschaft (Bereitstellungsreflexe) wird ausgelöst, was bei Dauerlärm einem Dauerstreß gleichkommt.

Telefonterror

Auch zu reinen Kommunikationszwecken wird das Ohr stärker beansprucht. Früher war die Anzahl der Telefone begrenzt, weshalb auch wenig telefoniert wurde und dadurch war diese Form der Gehörbelastung ebenfalls begrenzt. Heute hat nahezu jeder eine Telefon, viele Menschen sogar mehrere, manche sogar eines, das sie ständig bei sich tragen. Aber nicht nur der häufige akustische Kontakt mit verschiedenen Gesprächspartnern ist eine Belastung, sondern die Arbeit, die das Gehirn in der Gesprächssituation vollbringen muß. Das Gehirn analysiert die Stimme, die Stimmlage, den Tonfall, versucht sich das Gesicht des Gesprächspartners, seine Mimik, seine Gestik vorzustellen, um beim Telefonieren die fehlenden Eindrücke in einem Gespräch zu ergänzen, die mangels direktem Kontakt mit einem Gegenüber abhanden gekommen sind. Der telefonierende Mensch versucht Mißverständnissen vorzubeugen, die es im direkten Gespräch nicht in dem Maße geben würde: Man kann sein Gegenüber beobachten und eventuell an bestimmten Verhaltenweisen erkennen, was dieser latent zu verstehen geben möchte, was er "zwischen den Zeilen" mitteilen möchte. Es fällt am Telefon schwer, eine natürliche Kommunikation zu führen, weil ironischen Bemerkungen, zynische Aussagen usw., die einem Gespräch eine gewisse Stimmung verleihen, nicht verstanden oder selten verstanden werden können. Diese Kommunikationsprobleme versucht das Gehirn, das über das Ohr die Stimme wahrnimmt, auszugleichen. Nicht das Ohr selbst, aber der mit dem Hörvorgang im Gehirn stattfindende Prozeß, der innere Dialog, stellt eine Beanspruchung dar.

Auch das Denken des Menschen geschieht häufig in inneren Zwiegesprächen, die manchmal sogar über das Ohr wahrgenommen werden, wenn eine Person laut "Selbstgespräche" führt. Meistens geschieht der innere Dialog stumm, also nur im gedanklichen Bereich. Trotzdem aber hört man sich oder hört die Stimme des anderen sprechen, so wie man eine Melodie hört, ohne sie über das Ohr wahrzunehmen. Jeder kennt Begriffe wie "Ohrwurm", ein Musikstück, das sich gedanklich ständig aufdrängt; auch bekannt ist das Phänomen der inneren Stimme, die nicht hörbar, akustisch nicht existent ist und trotz-

dem einem Menschen Ratschläge mitteilt wie: "Laß das lieber sein" oder "bleib ruhig" und ähnliches.
Die Umwälzung der Belastungen des Menschen von der Muskelarbeit und vom ohrenbetäubendem Lärm auf seine Konzentration unter einem Dauergeräuschpegel bewirkte auch eine Veränderung der Schäden: Anstelle von Verschleißerscheinungen der Gelenke durch Lasten und Gehörschäden durch Lärm gibt es nun Verschleißerscheinungen der Gelenke und Gehörschäden durch konzentrative Anspannung unter Dauergeräuschen.

Wehrlos gegen Reizüberflutung

Verlerntes bewußtes Abschalten führt zur "Abschaltautomatik". Treffen ungünstige Voraussetzungen, wie zeittypische Belastungen und Persönlichkeitseigenschaften aufeinander, ist der Weg zur Überforderung hinreichend geebnet. Wenn zuviele Informationen gewissenhaft verarbeitet werden müssen, könnte man der Überforderung entgehen, indem man bewußt abschaltet, d.h. die Informationsmenge bewußt klein hält. Diese Fähigkeit ist Kindern gegeben, die dadurch die Menge der Reize, Informationen und ähnliches reduzieren, indem sie abschalten, abschweifen, in die Ferne blicken usw. Jeder kennt folgende Situation: Man redet mit einem Kind, schimpft vielleicht eine Zeitlang und muß dann feststellen, daß das Kind mit seinen Gedanken abgeschweift ist. Dieses unbewußte Abschalten ist eine Schutzfunktion, die dazu dient, das Individuum zu schonen, vor Überlastung und Überforderung zu schützen. Solche Kinder können ihre Ohren verschließen, nicht mechanisch mit Hilfe einer Klappe, wie es manche im Wasser lebende Tiere können, sondern "auf elektronischem Wege" durch einen reflexartigen Prozeß im Gehirn. Das Erstaunliche dabei ist, daß sich das Kind später an den wesentlichen Inhalt des Gespräches erinnern kann. Diese Fähigkeit verlernt der Mensch, während er heranwächst. Es ist das Elternhaus, es ist die Schule, es ist die Gesellschaft, die diese Form der scheinbaren Unaufmerksamkeit nicht schätzt. Kinder, und besonders Schüler, haben aufmerksam zu sein, sollen alles sehen, hören, registrieren und sich erinnern, was in der Schule vermittelt wird, denn dieses Rekapitulieren ist Basis und Inhalt der schulischen Prüfungen. Gedrillt zur kritiklosen Aufmerksamkeit sind sie als Erwachsene nicht mehr in der Lage, Informationen auszuwählen, sondern sie sind dazu verdammt, alles wahrzunehmen und damit alles verarbeiten zu müssen. Nicht die Menge der Informationen oder die Menge der Eindrücke ist es, die das Problem darstellt, sondern ihre Verarbeitung. Die Verarbeitung dieser Informationen ist, wie wir gesehen haben, der eigentliche Streß, der zur Überforderung und damit zur Erkrankung führen kann. Wer nicht mehr abschweifen oder anderweitig abschalten kann, muß erkranken, wenn das Maximum an verkraftbaren Informationen und Eindrücken erreicht ist. Der Organismus wählt im diesem Falle das Ohr: Wenn man, wie der Volksmund sagt, nicht auf "Durchzug stellen" kann, d.h. wenn eine Information nicht "in das eine Ohr hinein und aus dem andern wieder herauskommen" kann, wenn die Information also im Kopf bleibt und verarbeitet werden muß, dann wird die Anspannung zu groß. Ab einer bestimmten Menge an Informationen schaltet sich das Ohr automatisch ab, z.B. in Form eines Hörsturzes, um die Informationsmenge zu reduzieren. Im Sinne der Biologik (folgerichtiger Ablauf biologischer Reaktionen) schützt das Gehirn mit dieser Abschaltautomatik das Ohr. Es provoziert schlechtes Hören oder Ohrgeräusche, damit die Menge der Informationen allein aus Gründen der gestörten akustischen Wahrnehmungsfähigkeit reduziert wird und damit die Verarbeitung ebenfalls reduziert vorgenommen werden kann. Der tiefere Sinn eines Hörsturzes, seine Biologik, ist darin zu sehen, daß der erkrankte Mensch an weiterer, nicht verkraftbarer Aufnahmefähigkeit behindert wird. Nebenbei erwähnt kann sich jeder ausmalen, was passiert, wenn man diese Behinderung mittels Hörgerät auszugleichen versucht. Der tiefere Sinn der Hörverschlechterung also wird verfehlt, und das Gehirn hat die Aufgabe, das Abschalten auszuweiten. Die Folge sind die uns allen bekannten Hörstürze auf dem Ohr, dessen Funktion mittels Hörgerät ausgeglichen werden soll, oder auch auf dem anderen Ohr.

Pflichtbewußtsein hat auch etwas mit Gehorsam zu tun. In der strengen Erziehung, im Elterhaus, in der Schule und in unserem Staat wird größten Wert auf Gehorsamkeit gelegt und wird teilweise sogar zum Gesetz gemacht. Wir befinden uns in einem Dschungel von Gesetzen, die oft derart widersprüchlich sind, daß oft ein gewisses Maß an Lebensqualität nur erreicht werden kann, wenn diese Gesetze überschritten werden. Es gibt viele Beispiele dafür, es werden sogar kabarettistische Sendungen darüber verfaßt, wie sich Gesetze gegenseitig aufheben und ausschließen. Der gehorsam erzogene Mensch gerät dadurch in schwere Gewissenskonflikte. Gleich wie man sich verhält, fast jedes Handeln bedeutet einen Verstoß gegen irgendeine Bestimmung. Das Wort "Gehorsam" kommt von "Hören". Der Ausdruck "Wer nicht hören will, muß fühlen" bedeutet,

wer nicht pflichtbewußt ist, sich nicht korrekt verhält, wird bestraft. Wer aber nicht hören kann, hat die Möglichkeit, der Strafe zu entgehen. Das "Nichthörenkönnen" hat also , was mir viele Patienten bestätigen, auch Vorteile. Man muß nicht mehr alles hören, nicht mehr auf alles reagieren und nicht mehr alles verarbeiten. Der Organismus erfährt nur, daß viel Gehörtes zu einer enormen Verarbeitung führen muß, weil das Selektieren bzw. Abschalten als Fähigkeit verlorengegangen ist. Dieses Verarbeiten führt zu der Überforderung und diese über die körperlichen Reaktionen zur Erkrankung. Der Organismus weiß auf Grund seiner Biologik, daß ein Abschalten des Hörorgans die Überforderung verhindert und weitere Erkrankungsmechanismen nicht mehr aktiviert werden müssen.
Das Gehorchen, das über das Ohr geschieht, schränkt die persönliche Freiheit ein. Wenn diese persönliche Freiheit zu sehr eingeschränkt wird und die Lebensfreude darunter leidet, schaltet das Ohr ab. Auch das "Nichthörenkönnen" schränkt die persönliche Freiheit ein, aber das Abnehmen der Lebensfreude wird aufgehalten. Das schlechte Hören ist immer noch besser als eine weitere Einengung der Lebensfreiheit und Verringerung der Lebensqualität. Die Hörstörung ist damit die Lösung eines Konfliktes, der anders gelöst werden könnte, ohne Opfer, ohne Einbußen des Hörvermögens: Man muß lernen, sich von dem Gehorsam, der einer Hörigkeit gleichkommt, zu befreien.

Ungünstige Blutverteilung

In Anspannungsphasen ist die Blutverteilung im Kopfbereich

ungünstig. Wenn sich die Muskulatur des Körpers auf Kampf oder Flucht vorbereitet, was in Anspannungsphasen im Sinne eines Bereitstellungsreflexes geschieht, nimmt auch dort die Durchblutung zu. Der Organismus ist auf "Action" programmiert, die Streßhormone zirkulieren, die Durchblutung in der Muskulatur ist optimal, der Körper ist in höchste Bereitschaft versetzt. Ähnlich wie beim Start eines Formel-1 Rennens läuft alles auf hohen Touren. Da wir aber nur über eine begrenzte Blutmenge verfügen, die sich nun hauptsächlich in der Muskulatur befindet, ist es logisch, daß die Blutverteilung sich zu Ungunsten verschiedener Organe auswirken muß. Es ist die Leere im Kopf , die in einer derartigen Situation entsteht. Es geht nun nicht mehr um Denken, Nachdenken, Überlegen, Planen, sondern um Reagieren. Die Hirnaktivitäten werden auf das Einfachste reduziert, nämlich Reaktionsvermögen. In dieser Phase beansprucht das Gehirn wenig Durchblutung, und es wird auch weniger durchblutet, da die Blutverteilung zu Gunsten der Muskulatur stattgefunden hat. Das Gehirn und seine Sinnesorgane sind also in diesen Anspannungsphasen schlechter durchblutet als sonst. Das ohnehin schon überbelastete Organ Ohr befindet sich nunmehr in einer riskanten Situation.

Das Ohr als Sollbruchstelle

Die Organwahl wird vermutlich auch dadurch bestimmt, daß bei manchen Menschen das Ohr vorgeschädigt oder besonders sensibel ist. In sehr vielen Fällen haben Patienten, die einen Hörsturz erleben, schon Mittelohrprobleme in der Kindheit gehabt. Wie wir wissen, reagiert die Nasenrachenschleimhaut ebenso sensibel auf Belastungen wie das Innenohr. Das Mittelohrproblem, welches mit einer Belüftung des Mittelohres und mit einer Reaktionsstörung der Schleimhaut zu tun, stellt eine Vorschädigung dar, an die ein Hörsturz leicht anknüpfen kann. Jeder Mensch reagiert in Belastungssituationen psychisch und organisch. Das ist nicht voneinander zu trennen. Das Organ, das eine Schwachstelle, Sollbruchstelle, wie es sie in der Technik gibt, darstellt, erkrankt oder zeigt als erstes eine Störung. Das vorgeschädigte Ohr kann eine derartige "Sollbruchstelle" darstellen, was aber nicht die einzige Voraussetzung für die Entstehung eines Hörsturzes oder ähnliches sein kann. Die Ursache für Anspannungen und Überforderungen können in vielen Fällen Berufe sein, in denen das Ohr mehr beansprucht wird als irgendein anderes Organ. Das ist bei Musikern der Fall, für die das Ohr das wichtigste Organ darstellt. Vom Funktionieren des Organs ist die berufliche Tätigkeit abhängig, die wiederum für die Anspannungssituation gesorgt haben kann. Wenn bestimmte Bereiche des Gehirnes registrieren, daß eine Beeinträchtigung des Hörvermögens zwangsläufig zu einer Reduzierung der Tätigkeit und damit zu einer Reduzierung der Belastung führt, findet angewandte Biologik statt. Die Natur sucht und findet über das Gehirn des Betroffenen einen Weg, um den Organismus vor einer Überforderung zu bewahren: Das Ohr muß lediglich in seiner Fähigkeit begrenzt, es muß sozusagen ausgeschaltet werden. Dieser Mechanismus ist bei sehr vielen Musikern, die unter den besprochenen Beschwerden leiden, zu finden. Auch bei ihnen ist weniger die Lautstärke Ursache für Hörstörungen. Mir sind sogar Rockmusiker bekannt, die nach der Biomentalen Therapie ihren Tinnitus verloren haben, obwohl sie nach wie vor Rockmusik betreiben. Ihr Problem war weniger die Lautstärke, als ihre organisatorischen Belastungen. In der Therapie geht es darum, wie Sie noch sehen werden, daß man diesem Mechanismus zuvorkommen muß, d.h. die Überforderung, die durch das Hören zustandekommen kann, zu verhindern, damit das Gehirn diese Abschaltautomatik nicht aktivieren muß. Neben den Musikern besteht die Risikogruppe auch noch aus anderen Personen, die vor allen Dingen von der Fähigkeit der Kommunikation leben: Lehrer, Rechtsanwälte, Richter, Psychoanalytiker, Personen die im Verkauf beschäftigt sind usw., also Menschen, die auf das Hören und Verstehen ihres Gegenübers angewiesen sind.

Die Biomentale Therapie

Die Erkenntnis

Gezielte Interventionen zur Entlastung (auch als Selbsthilfetechnik) im Verhalten (siehe Persönlichkeitseigenschaften) bei Belastungen unseres Zeitalters

Heilreflexe

Verarbeitung, Entlastung, Entspannung und Dekonditionierung durch Biomentales Training

Zur Erinnerung: Umwelt- und intrapsychische Erlebnisse aktivieren über Sinnes- oder Großhirnwahrnehmungen via Limbisches System und Hypothalamus affektiv-motorisch-vegetativ-neurohormonell-immunologische Programme.

Im Biomentalen Training werden Gegenreflexe bzw. Umkehrprogramme erzeugt, die die Anspannung aufheben.

Neue Fähigkeiten

Die Erkenntnis

Die Biomentale Therapie besteht aus zwei Zielrichtungen, einem tiefenpsychologischen Teil, der vor allen Dingen daraus besteht, die Belastungssituationen, die Konflikte, die in der Kollision zwischen Persönlichkeit und Umwelt bzw. Zeitalter auftreten, bewußt zu machen und zu lösen. " Der Kopf ist rund, damit das Denken die Richtung wechseln kann", ist eine scherzhafte Beschreibung einer sehr richtigen Aussage. In einem neuen Zeitalter ist eine Revolution im Denken erforderlich. Wir können die heutige Zeit nicht mit Denkprozessen der Vergangenheit beherrschen bzw. überleben, wir müssen unser Denken der neuen Situation anpassen. Was vor fünfzig Jahren möglich war, ist heute nicht mehr ohne weiteres möglich. Am Beispiel der körperlichen Arbeit wird das am deutlichsten. Die Arbeit des Menschen hat sich in den letzten Jahrzehnten von der körperlichen Ebene hin zu einer geistigen Ebene verschoben. Zur Zeit der körperlichen Arbeit gab es körperliche Gebrechen, Verletzungen, Verschleißerscheinungen usw. die eine Folge der Körperarbeit waren. Schädigungen des Ohres traten zu dieser Zeit z.B. in Kesselschmieden auf, da sich die Menschen vor dem Lärm nicht geschützt haben. Heute wird die gleiche Arbeit durch Maschinen vorgenommen, und der einstige Kesselschmied ist nun eine Person, die hinter einer schallgeschützten Glaswand die Roboter bedient. Der Mensch produziert in beiden Fällen das gleiche Ergebnis, früher in vorderster Front unter der Lärmbelastung des Ohres, heute vom Lärm geschützt, aber unter einer anderen Belastung, nämlich der der Konzentration, die beim Bedienen der elektrischen und elektronischen Geräte, der computergesteuerten Maschinen unabdingbar ist. Früher gab es die Lärmschwerhörigkeit, heute hat der Mensch, der das gleiche produziert, das Risiko, einen Hörsturz zu erleiden. Audiometrisch, d.h. in der Hörprüfung, kann beides verblüffend ähnlich aussehen. Man könnte sogar meinen, daß sich trotz Gehörschutzmaßnahmen gar nichts verändert hat, daß die Belastung für den Menschen die gleiche geblieben ist: Sie ist nur verschoben worden von der körperlichen, der "biomechanischen" Ebene, von der Schallwelle, einem ebenfalls physikalischen Phänomen, auf die geistige Ebene, in den Bereich der Verarbeitung, in den Bereich der "Bioelektrik" bzw. "Bioelektronik" des menschlichen Gehirns.

Neben der Bewußtmachung der Gesundheitsrisiken geht es in der Biomentalen Therapie auch um die Lösung innerer Konflikte, z.B. um das schlechte Gewissen der vernachlässigten Pflichterfüllung gegenüber usw. Üblicherweise auf Personen bezogen, gibt es auch ein schlechtes Gewissen dem Beruf gegenüber, wenn dieser personifiziert wird, wenn jemand "mit seinem Beruf verheiratet ist".

Eine Bewußtwerdung als tiefenpsychologische Eigenleistung mit anschließender Konfliktlösung ist aber auch durch eine Veränderung der gesamten Verfassung möglich. Ich erlebe immer wieder, daß Patienten, die mit Hilfe des Biomentalen Trainings ausgeglichener, innerlich ruhiger, ja sogar selbstbewußter geworden sind, Konflikte leichter lösen können. Ein ähnliches Phänomen ist jedem bekannt: Abends erscheinen im Zustand der Müdigkeit kleine Probleme fast unüberwindbar. Am nächsten Morgen, nach einem guten, erholsamen Schlaf, sind die Probleme, die am Vorabend unüberwindbar schienen wieder klein geworden. Einer Lösung dieser Probleme steht nichts Unüberwindbares mehr im Wege.

Auf Grund dieser Wirkung hat der technische Teil der Behandlung, das Biomentale Training nämlich, auch einen Einfluß auf das tiefenpsychologische Geschehen in einem Menschen.

Heilreflexe

Das Biomentale Training ist ein Training, das eine gewisse Ähnlichkeit mit dem Autogenen Training hat, mit dem Yoga, mit Meditation, mit Managertraining, mit Astronautentraining und dem Mentalen Training, wie es Sportler betreiben, um Höchstleistungen zu erreichen.

Ich hatte die negative Auswirkung von Außenreizen und bestimmten Gedanken, Erinnerungen und Zukunftvisionen erläutert, die über das Gehirn nicht nur psychische Reaktionen auslösen, sondern auch körperliche, die in der Muskulatur, im vegetativen Nervensystem, im neurohormonellen System und im Immunsystem zum Ausdruck kommen. Dieser Mechanismus ist selbstverständlich auch umgekehrt möglich, indem nämlich bestimmte Reize gesucht und gefunden werden, die geeignet sind, sogenannte Gegenreflexe bzw. Heilreflexe zu erzeugen. Bei der Behandlung der Minderdurchblutung des Innenohres hat es sich zum Zwecke der Durchblutungssteigerung gezeigt, daß bestimmte Bilder, Begriffe, Symbole, Klänge usw. die Fähigkeit besitzen, bei einem Betroffenen die gewünschten Reaktionen bzw. Reflexe zu provozieren. Diese bestehen unter anderem aus der Entspannung der Gesichts-, Nacken- und Kaumuskulatur, der Weitstellung der Blutgefäße mit der Folge der besseren Durchblutung der Haut, der Schleimhaut und des Innenohres. Bei der Behandlung des akuten Hörsturzes mit dieser Methode konnte und kann ein Hörsturz innerhalb von wenigen Minuten mit Hilfe derartiger Reize behoben werden. Man muß also davon ausgehen, daß im Rahmen dieser Reize psycho-physiologische Vorgänge aktiviert werden, die im Rahmen eines Umkehrprogrammes die allgemeine Anspannung aufheben. Bei dem Biomentalen Training handelt es sich somit um eine Technik, die zunächst über Gegenreflexe bzw. Heilreflexe oder Umkehrprogramme eine bestimmte psycho-neuro-endokrino-immunologische, kurz PNI-Konstellation bewirkt, die es dem Ohr ermöglicht, sich zu regenerieren, und zwar in kürzester Zeit. Bei länger zurückliegenden Erkrankungen dieser Art benötigt man einen sehr viel intensiveren Trainingsprozeß, der sich über Wochen und Monate hinstrecken kann. Der größte Teil des Trainings wird allerdings regelmäßig zu Hause durchgeführt.

In der Behandlung wird lediglich die Technik erlernt, die man beim Gestalten seines Lebensrhythmus' anwenden muß, will man mit Hilfe der Gegenreflexe die immer wieder auftretenden Anspannungsreflexe aufheben. Man kann diese Behandlung auch als eine Dekonditionierung bezeichnen. Der immer wieder auftretende einseitige Anspannungsimpuls, der bei Dauerbelastungen vorhanden ist, kann nur durch immer wieder aktivierbare, einseitige, entgegengesetzt wirkende Impulse in seiner Wirkung aufgehoben werden. Das ist das Prinzip des Biomentalen Trainings.

Trotz der Ähnlichkeit in der mentalen Anwendung zwischen dem Biomentalen Training und Verfahren wie Autogenes Training und fernöstliche Meditations- und Entspannungstechniken, ist die Wirkung auf die Organe nahezu entgegengesetzt. Die Reflexe des B.T. bewirken eine Durchblutungsverbesserung im Ohr, die Wirkung des Autogenen Trainings in seiner Urform eine Durchblutungsverringerung zugunsten des Bauches. Das gilt auch für die anderen fernöstlichen Verfahren. Warum das so ist, liegt einfach und allein daran, daß alle Verfahren, die vor dem "Hörsturzzeitalter" entwickelt wurden, die Erkrankungen im Kopfbereich vernachlässigen, weil es diese Störungen früher kaum gab. Die genannten Verfahren sind ausschließlich für Erkrankungen der unteren Luftwege, des Verdauungsapparates etc. entwickelt worden, weil dies die wesentlichen Krankheiten der Menschheit waren. Die Überforderung des Denkapparates in epidemischem Ausmaß ist ein Phänomen unserer modernen Zeit und war früher nirgendwo ein Thema.

Neue Fähigkeiten

Aus dem Erfolg heraus, der sich während des Biomentalen Trainings langsam entwickelt, bildet sich ein immer stärker werdendes Selbstvertrauen. Denn im wahrsten Sinne des Wortes bekommt derjenige, der seine Körperfunktionen beherrscht, ein viel besseres Vertrauen zu sich und seinem Körper. Dieses Selbstvertrauen fördert automatisch das Selbstwertgefühl. Mit der sich dadurch entwickelnden Persönlichkeitsstärke ist es, wie oben schon erwähnt, viel leichter möglich, Konflikte zu lösen oder Veränderungen bzw. Verbesserungen in seinem Leben vorzunehmen. Es geht schließlich auch darum, seinen Lebensstil zu optimieren, ihn verträglich zu gestalten mit den Anforderungen unserer heutigen Zeit. Wenn man mit einem veralteten und damit falschen Lebensstil (z.B. "Sport als Ausgleich") neue Konflikte zu lösen versucht, erreicht man nur das Gegenteil.

Ziel der Biomentalen Therapie ist nicht, einen Menschen bzw. seine Persönlichkeit zu verändern. Das Ziel der Biomentalen

Therapie ist, die Persönlichkeit des Menschen, die bei der Kollision mit Ansprüchen unserer Zeit für die einzelne Person zum Problem werden kann, zu optimieren. Zu den bereits vorhandenen Begabungen und Fähigkeiten wird die Fähigkeit abzuschalten, sich zu entspannen und zu regenerieren, hinzutrainiert. Ebenfalls erlernt wird, Energie zu mobilisieren, Belastungen zu erkennen und mit ihnen sicherer umzugehen. Das Erlernen einer Fähigkeit zur Optimierung seines Lebensstils, das ist das Ziel der Biomentalen Therapie. Wenn man das Ziel erreicht hat oder sich dem Ziel nähert, stellt man plötzlich als Folge dieser Annäherung fest, daß die Beschwerden weniger geworden oder schon ganz verschwunden sind. Denn die Beschwerden, die auf eine innere Disharmonie hinweisen, sind nicht mehr erforderlich, weil es keine Disharmonie mehr gibt. Denn eine innere Harmonie geht mit Beschwerdefreiheit einher.

Interventionen

Die Nutzung eigener Fähigkeiten zur Energieeinsparung:

Den Ausgleich zur Leistung finden

Freizeitgestaltung richtig gemacht

Umdenken ist erlernbar

Druckmittel erkennen

Das richtige Ziel

Trainingsfehler vermeiden

Aktivitäten verteilen, Passivitäten nutzen

Weiter aktiv bleiben

Weniger ist manchmal mehr

Dem Wesentlichen verpflichtet

Die Entdeckung der Achtsamkeit

Den Ausgleich zur Leistung finden

Das Ziel der Biomentalen Therapie und auch der Selbsthilfeaktivitäten ist nicht, den Menschen grundlegend zu ändern. Dies soll nicht geschehen und ist auch nicht nötig. Man muß davon ausgehen, daß die bereits anfangs erwähnten Persönlichkeitseigenschaften, als Tugenden, ja sogar als besondere Fähigkeiten zu werten sind. Diese Fähigkeiten sollen bleiben, aber man muß einen Ausgleich erwerben, um die negativen Reaktionen, bei denen die Persönlichkeit auch eine Rolle spielt, zu vermeiden. Zum Beispiel muß zur Leistungsorientiertheit im Beruf, die weiterbestehen darf und soll, eine Genußorientiertheit in der Freizeit hinzukommen. Man kann die Fähigkeiten, die vorwiegend im Beruf im Rahmen der Pflichterfüllung zum Vorschein kommen, auch in die Freizeit hineinbringen. Dort müssen allerdings die Aktivitäten im krassen Gegensatz zum Beruf stehen. Wer z.B. im Berufsleben mit Konkurrenz zu tun hat, kämpfen muß, sich behaupten muß, der darf nicht in seiner Freizeit das gleiche tun, indem er beim Tennis oder anderen Sportarten ähnliche Verhaltensweisen annimmt. In seiner Freizeit sollte er z.B. versuchen, statt Sport zu treiben, sich Kochkünste anzueignen. Auch im Rahmen der Kochkunst und anderer Künste kann man Ehrgeiz entwickeln, hat man Konkurrenz, allerdings auf einer weniger kämpferischen Ebene. In der Kunst und beim Kochen hat die Zeit eine andere Dimension, oft wieder im krassen Gegensatz zum Sport. Je langsamer etwas gart, oder je länger eine Farbe trocknet oder je gründlicher grundiert wird, desto besser, ausgereifter, perfekter gestaltet sich das Ergebnis. Beim Tennissport z.B. stellt die Geschwindigkeit einen wichtigen Faktor dar, wie in so vielen Bereichen des täglichen Lebens; ist es daher nicht langweilig, wenn man selbst in der Freizeit, beim Sport noch solchen Wert auf Geschwindigkeiten legt?

Freizeitgestaltung richtig gemacht

Bei der Hundertprozentigkeit handelt es sich um eine erstrebenswerte Fähigkeit, vielleicht sogar Begabung, die in unserer

Gesellschaft hochgeschätzt wird. Allerdings gilt dies mehr im beruflichen Bereich, weniger im privaten. Genau um diese Trennung geht es. Die Intervention bezieht sich nicht darauf, im beruflichen Bereich nur noch achtzigprozentig zu werden, sondern darauf, daß man im Privatleben ein anderer Mensch sein kann. Mit dem Erlernen des Biomentalen Trainings während der Biomentalen Therapie erlernt man eine zusätzliche Fähigkeit, die die bereits vorhandene ergänzt: die Fähigkeit, abzuschalten, zur Ruhe zu kommen, zu regenerieren. Diese Fähigkeit, die zunächst nur während des Trainings vorhanden ist, breitet sich mehr und mehr auf das private Leben aus. Es ist ein gewisser Entwicklungsprozeß, der in Gang kommt und je nach Vorbereitung mehr oder weniger schnell zustande kommen kann. Sinn dieses Doppellebens ist nicht nur die Entlastung vom Berufsleben, sondern das Kraftschöpfen durch den Wechsel. Aus dem Privatleben schöpft man Kraft für das Arbeitsleben, aus dem Arbeitsleben wieder Kraft für das Privatleben. Es geht um den Ausgleich, um das Wechselspiel. Wer z.B. im Berufsleben vorwiegend geistig tätig ist, sollte versuchen, im Privatleben manuelle Geschicklichkeit zu fördern. Der mit der Hand arbeitende oder beschäftigte Mensch erholt sich von seiner geistigen Tätigkeit. Während seiner geistigen Tätigkeit erholt er sich wieder von seiner manuellen Aktivität. In der Natur, bei den wildlebenden Menschen, den Indianern, den Eingeborenen usw. wird auch beides betrieben, meist allerdings gleichzeitig und nicht getrennt, wie es in unserem Kulturkreisen der Fall ist. Bei uns herrscht oft die Einseitigkeit vor. Der geistig tätige Mensch, der im Beruf mit dem Kopf arbeitet, versucht dies auch in seiner Freizeit zu tun, einfach, weil es ihm leichter fällt. Dabei fehlt ihm der Ausgleich. Wer nun Sport treibt, glaubt das Richtige zu tun, aber er versucht auch dabei seinen Kopf einzusetzen, um den Körper in höchste Aktivität zu treiben. Der dabei auftretende körperliche Energieverbrauch ist derart hoch, daß die Erschöpfung, die durch die geistige Planung vorbestimmt ist, in Kürze erreichbar ist. Und der Anspruch, hundertprozentige sportliche Leistungen zu vollbringen, setzt dem Ganzen die Krone auf. Noch einmal zur Erinnerung: Wer geistig "hundertprozentig" arbeitet, sollte in seiner Freizeit etwas Manuelles tun, etwas basteln, ohne den Anspruch der Hundertprozentigkeit zu erfüllen. Viele beginnen erst gar nicht zu malen, zu basteln, etwas herzustellen, indem sie sich von vornherein disqualifizieren, weil sie wissen, daß sie kein hundertprozentiges Ergebnis abliefern können. Das sollen sie aber auch nicht. Es geht auch nicht um das Ergebnis der manuellen Tätigkeit, sondern um die manuelle Tätigkeit selbst. Ob diese überhaupt zu einem Ergebnis führt, ist fraglich. Man muß sich manuell beschäftigen, mit den Kindern etwas malen, etwas basteln, und auch wenn kein vorzeigbares Ergebnis erzielt wird, hat die Beschäftigung ihren Zweck erfüllt: Wichtig ist die Tätigkeit an sich und nicht das Erreichen eines Ziels, wie es im Berufsleben fast immer der Fall ist.

Umdenken ist erlernbar

Wie man feststellen kann, geht es bei der Biomentalen Therapie nicht um ein technisches Verändern der bestehenden Umstände, es geht um einen "Umdenkprozeß".

Wie im Vorhergehenden schon erläutert, kann man Gefühle wie schlechtes Gewissen, Ehrgeiz, Gerechtigkeitssinn usw. auf die Weise eingrenzen, daß man sie nur noch den Aktivitäten zuordnet, die als unbedingt erforderlich gelten. Für alle nicht beruflichen Aktivitäten, für die Dinge der Freizeit, des Privatlebens, des Wochenendes, des Urlaubs usw. müssen diese Begriffe verboten werden. Der Mensch sollte umdenken, sich klarmachen, daß diese Begriffe und die damit verbundenen Emotionen nur in bestimmte Bereiche hineingehören und dort auch wichtig und erforderlich sind, um Leistung zu erbringen. In allen anderen Bereichen heißt es, sich von diesen Begriffen zu befreien, indem man sich bewußt macht, ob der entwickelte Ehrgeiz notwendig ist und warum er noch einem Platz in der Freizeitgestaltung findet. Gewisse Verhaltensänderungen sind durch Training und Auseinandersetzung mit ihren Risiken möglich.

Druckmittel erkennen

Mir ist klar, daß in vielen Betrieben die Philosophie der Personalführung darauf beruht, daß schlechtes Gewissen gefördert wird bzw. künstlich erzeugt wird, um Höchstleistungen von den Mitarbeitern zu erreichen. Besonders die erwähnten gewissenhaften Personen geraten auf Grund ihrer besonders hohen Qualifikation in größte Gefahr. Die gezielte Ausnutzung der Persönlichkeitsgaben, also der angeborenen und erworbenen Fähigkeiten (Gewissenhaftigkeit, Pflichtbewußtsein, Hundertprozentigkeit usw.) macht Menschen krank. Die Ursache der Erkrankung liegt nicht allein in den Fähigkeiten und den fehlenden Ausgleichsmöglichkeiten des Erkrankten, sondern in der rücksichtslosen Ausnutzung dieser Fähigkeiten. Muß man im Krankheitsfall nicht an Schadensersatzansprüche denken? In Japan ruinieren die Witwen der Karoushi-Toten die Konzerne, weil sie Schadensersatz in Millionenhöhe beanspruchen und auch bekommen.

Das richtige Ziel

In einigen Fällen reicht das Biomentale Training aus, um die Belastungen perfekt auszugleichen. Der Energiegewinn, den das Biomentale Training ermöglicht, gleicht den Energieverlust durch Belastungen des Alltags aus. Dadurch kommt es weder zur Überforderung noch zu der darauf folgenden allgemeinen Anspannung. Ziel der Biomentalen Therapie ist schließlich die innere Harmonie, ein vernünftiges Verhältnis zwischen Belastung und Entlastungsmöglichkeiten, zwischen Anspannung und Entspannung, zwischen Energieverlust und Energierückgewinnung zu schaffen. Wenn diese Ausgewogenheit durch das Biomentale Training alleine geschaffen wird, ist der nächste Schritt nicht mehr weit: die innere Harmonie. Beschwerden als Erkennungszeichen einer inneren Disharmonie sind in diesem Stadium der inneren Ausgeglichenheit nicht mehr erforderlich.

Trainingsfehler vermeiden

Reicht das Biomentale Training aber nicht aus, weil es eventuell zu wenig betrieben wird oder weil es nicht richtig gemacht wird, dann sind andere Interventionen erforderlich. Man kann die Wirksamkeit des Biomentalen Trainings auch dadurch reduzieren, daß man es z.B. mit Ungeduld betreibt und während des Trainings oder direkt danach immer wieder gedanklich seine Beschwerden durchlebt und vergleicht, ob sie nicht besser geworden sind. Immer wieder muß ich erwähnen, daß die Art des Umgangs mit dem Biomentalen Training von entscheidender Bedeutung ist. Das Biomentale Training hat den Zweck, ein Ziel zu erreichen, das allerdings positiv formuliert werden muß: die innere Harmonie, die innere Ausgewogenheit oder Ausgeglichenheit. Das Ziel ist nicht, keine Ohrgeräusche mehr zu haben. Das kann auch nicht das Ziel sein, denn das wäre ein Ziel mit negativer Ausrichtung, ein passives Ziel. Ein Wunsch mit negativer Ausrichtung wäre auch gefährlich, denn das Unterbewußtsein erkennt die Verneinung nicht, sondern nur die schlagwortartigen Begriffe: "Ohrgeräusche" bzw. "Tinnitus". Wer sich also immer sagt "Ich will keine Ohrgeräusche mehr haben", der vermittelt dem Unterbewußtsein das entgegengesetzte Ziel : "Ohrgeräusche". Der Wunsch muß immer in einer positiven Formulierung geschrieben werden: "ich wünsche mir eine innere Harmonie".

Wenn also die Wirksamkeit des Biomentalen Trainings nicht ausreicht, könnte dies am ineffektiven Training liegen, eventuell aber auch an den Belastungen, die so groß sind, daß auch ein perfekt funktionierendes Biomentales Training sie nicht ausgleichen kann. Sei wie es sei, sicherheitshalber sollte man versuchen, auch um das alte Denken zu revolutionieren, bestimmte Interventionen zu betreiben. Diese Interventionen haben den Zweck, durch verändertes Verhalten Energie einzusparen, sich also weniger zu belasten.

Der innere Konflikt, der z. B. auftritt, wenn gewissenhaft gearbeitet werden soll, aber die Arbeitsmenge eine Gewissenhaftigkeit nicht zuläßt, führt sehr häufig zu einer Überforderungssituation, wenn die Arbeitszeit ständig weit überschritten wird oder wenn weniger gewissenhaft gearbeitet wird und ein schlechtes Gewissen entsteht. So wie man sich der Arbeit und anderen Pflichten gegenüber verhält, genauso verhält man sich gewohnheitsgemäß auch der Biomentalen Therapie, insbesondere dem Biomentalen Training gegenüber. Anders ausgedrückt bedeutet das, daß dieser innere Konflikt auch während der Behandlungszeit auftritt. In einem Beispiel äußert ein Patient, daß sich in ihm etwas gegen die Entspannung wehre. Es ist so etwas wie eine innere Unruhe, wie ein Gefühl von Ängstlichkeit und Unzufriedenheit. In dem Gespräch kommt deutlich zum Ausdruck, daß der Patient wie von einer inneren Stimme darauf hingewiesen wird, daß er Leistung erbringen und sich nicht hier in der Praxis "ausruhen" solle. Dieses typische Beispiel ist ein Zeugnis dafür, daß wir leistungsorientiert erzogen wurden, ohne daß daran gedacht wurde und wird, woher die Leistung wohl kommen mag. Die Ansicht, daß Leistungsfähigkeit in einem Menschen vorhanden ist und nur geweckt werden muß, ist Unsinn. Es würde bedeuten, daß der Mensch ein Perpetuum Mobile ist. Das ist er eben nicht. Er braucht, um Leistung erbringen zu können, Nahrung und Ruhe.

Aus der Ruhe kommt die Kraft- das wäre ein wichtiger ergänzender Leitsatz im Rahmen einer leistungsorientierten Erziehung. Dabei darf es nicht bei dem Satz bleiben, sondern seine Aussage müßte realisiert werden. In unserem Schulsystem haben nur die Kinder eine gute Chance, die gut auswendig lernen können. Das Verstehen und Begreifen kann nicht das Ziel des allgemein anzutreffenden Unterrichtes sein, sonst wäre der Stundenplan besser durchdacht. Es ist bekannt, daß die Kinder, und natürlich auch die Erwachsenen, den Lehrstoff einer Fremdsprache in der einen Stunde sofort wieder vergessen, wenn in der darauf folgenden Stunde eine andere Sprache behandelt wird. Auf diese Tatsache nimmt die Schule keine Rücksicht, sonst gäbe es mehr Unterrichtsfächer, die zwischen zwei ähnliche Fächer geschoben werden, wie z.B Kunst, Musik, Biologie oder ähnliches. Dieses Zwischenschieben von Unterrichtsfächern, die ein anderes Denken beinhalten, ist wichtig, damit eine Verarbeitung des anderen davor liegenden Faches möglich ist. Da leider zu wenig daran gedacht wird und der Aspekt des Verarbeitens und des Energiegewinnens unbeachtet bleibt, provoziert auch unser Schulsystem die in diesem Buch erwähnten Erkrankungen. Die Zunahme der Erkrankungen bei Kindern basiert auf diesen Tatsachen.

Aktivitäten verteilen, Passivitäten nutzen

Wem seine Überaktivität bewußt ist, der kann versuchen, sie zu verlagern bzw. sie zu verteilen. Die Überaktivität mit Gewalt bremsen, d.h. seinen Aktivitätsdrang krampfhaft zu unterdrücken, obwohl der Wunsch vorhanden ist, etwas zu unternehmen, wäre wiederrum eine Belastung. Ein Rennpferd nur noch Schritt gehen zu lassen oder einen Rennwagen nur noch im ersten Gang zu fahren, ist nicht zu verantworten, weil es ein destruktiver Akt wäre. Die Überaktivität ist in gewisser Weise eine Begabung, wenn man bedenkt, wie viele kraftlose und inaktive Menschen es gibt. Man muß daher die Überaktivität in geschickte Bahnen lenken. Der Nutzen der Aktivität im Beruf ist jedem bekannt, die freien Kapazitäten, die in der Freizeit störend sind und der Regeneration entgegenwirken, müssen in Aktivitäten minimalsten Kraftaufwandes verwandelt werden. Bewußt klammere ich wieder Aktivitäten mit größerem Kraftaufwand aus, wie z.B. Sport, schwerere handwerkliche Tätigkeiten usw. , weil hierbei der Energieverbrauch, der durch die beruflichen Aktivitäten ohnehin schon groß genug ist, noch weiter vergrößert werden würde. Die Aktivitäten, von denen ich spreche, sind trotzdem Aktivitäten, allerdings minimalsten Aufwandes. Die Aktivität mit dem kleinsten Energieverbrauch ist das Biomentale Training selbst, bei dem der Patient liegt und sich lediglich auf einzelne Körperfunktionen und Körpersensationen konzentriert. Andere wenig Energie verbrauchende Aktivitäten sind z.B. das Sortieren von Photos oder Briefmarken, das Anfertigen von Skizzen, Zeichnungen, das Basteln von kleinen Gegenständen, Schnitzen von kleinen Figuren usw. Frauen hatten es bei der Findung derartiger Aktivitäten etwas leichter, weil sie gelernt haben, handwerklich tätig zu sein in Form von Häkeln, Stricken, Batikarbeiten und dergleichen. Auch das Töpfern ist eine entspannende Tätigkeit, die die Möglichkeit beinhaltet, Aktivität abzubauen bzw. sinnvoll zu nutzen, also zu sublimieren. Die Suche nach geeigneten Aktivitäten, die schon fast als heilsame "Passivitäten" bezeichnet werden können, kann in vielen Fällen nur durch ein individuelles Gespräch erfolgreich beendet werden. Ich kenne verschiedene Leiter großer Unternehmen, die nicht im Traum daran gedacht hätten, daß es eine "Passivität" gibt, mit der sie voller Begeisterung "überschüssige Kräfte" neutralisieren können.

Weiter aktiv bleiben

In diesen Zusammenhang muß erwähnt werden, daß Menschen, die ihr lebenlang aktiv gewesen sind, nie ein Rentnerleben führen dürfen. Wer immer aktiv gewesen ist, muß immer aktiv bleiben, denn die aktive Lebensweise ist Bestandteil der Persönlichkeit, die sich nach der Pensionierung oder Berentung nicht verändert. Allerdings sollten die Aktivitäten dem Wohlbefinden angepaßt werden und weiterhin den Begabungen und dem Niveau des Berufsaussteigers entsprechen. Wer als immer aktiver Mensch aufhört zu arbeiten, indem er in den Ruhestand geht, pensioniert wird oder sein Geschäft verkauft, der darf nicht glauben, daß Tätigkeiten im Garten und das Spazierengehen mit dem Hund ein adäquater Ausgleich dafür sind. Er muß weiter aktiv bleiben, in einem Aktivitätsumfeld, das ihm Bestätigung, Anerkennung u.ä. bereitet. Deshalb erwähnte ich auch als Möglichkeit, durch kreatives Schaffen die Überaktivität in die richtigen Gleise zu lenken. Denn kreatives Schaffen genießt höheres Ansehen, auch wenn man glaubt, daß die Ergebnisse einem Vergleich mit denen eines professionellen Künstlers nicht standhalten würden. Darum geht es aber auch nicht, sondern es geht um die geistig anspruchsvolle Beschäftigung, wie vorher im Beruf, und dies bei minimalem körperlichem Energieverbrauch.

Die Tatsache, daß ich über das Leben im Ruhestand gesprochen habe, entstammt der Erfahrung, daß es einige Patienten gibt, die erst im Ruhestand, mehrere Jahre nach dem beruflichen Streß, einen Hörsturz erlitten. Das lag einmal daran, daß mangels beruflicher Tätigkeit keine Ablenkung erfolgte und kein "Ablaßventil" für Energien vorhanden war und daß die Betroffenen in ihrer Beschäftigungslosigkeit den an Aktivität gewöhnten Denkapparat überstrapazierten. Im Denkprozeß gab es keine Möglichkeit, kreative Ideen zu entwickeln, deshalb wurde über die Vergangenheit nachgedacht, und diese wurde nacherlebt. Das Nacherleben war der "Streß im Kopf", der den Hörsturz verursachte. Bei einem Patienten fand sogar in der Nacht vor der Erkrankung ein Traum statt, in dem eine Auseinandersetzung mit einem Kollegen realitätsnah durchlebt wurde. Am Morgen nach dieser geträumten Auseinandersetzung war der Hörsturz bereits vorhanden. Der Auslöser dieses Hörsturzes war der Traum, der sich mit einer Situation beschäftigte, die sieben Jahre zurücklag. Aus diesem Grunde ist es für aktive und überaktive Personen wichtig, aktiv zu bleiben und eine energiesparende Form der Aktivität zu finden, um nicht über eine reale Unterforderung in eine mentale Überforderung und Erschöpfung zu geraten.

Weniger ist manchmal mehr

Wie kann man mit der Gewissenhaftigkeit umgehen? In einem Managerseminar wurde einmal vorgeschlagen, statt hundertprozentige nur noch achtzigprozentige Arbeit abzuliefern. Das würde nicht auffallen. Wie soll das möglich sein, frage ich mich. Ich möchte nicht wissen, mit was für einem Unwohlsein sich mancher herumschlagen müßte. Anders ausgedrückt, das schlechte Gewissen der vernachlässigten Gewissenhaftigkeit gegenüber wäre zu groß, und die Belastung dadurch nicht geringer als wenn man hundertprozentige Arbeit abgeliefert hätte. Eine Möglichkeit, mit der Gewissenhaftigkeit umzugehen wäre eine Begrenzung der Tätigkeiten, die mit einer besonderen Gewissenhaftigkeit ausgeführt werden müssen. Das fällt in vielen Fällen äußerst schwer, aber es ist in manchen Situationen die einzige Lösung. Beherrscht man allerdings das Biomentale Training, mit dem man schließlich Energie mobilisiert und belastbarer werden kann, ist ein Begrenzen der Tätigkeit nicht unbedingt erforderlich. Der Arbeitsprozeß läuft effektiver ab, da durch angewandtes Biomentales Training die Fehlerquote sinkt. Das Biomentale Training muß allerdings auch gewissenhaft regelmäßig durchgeführt werden. Nur wenn die daraus resultierende Belastbarkeit immer noch nicht ausreicht, muß die Tätigkeit begrenzt werden.

Dem Wesentlichen verpflichtet

Gleiches gilt für das Pflichtbewußtsein. Mit wenig Pflichten kann pflichtbewußt umgegangen werden, viele Pflichten können bei einer menschlich begrenzten Belastbarkeit nur bis zu einem gewissen Maße erfüllt werden. Das ist nicht nur ein Energieproblem, sondern auch ein Zeitproblem. Das Zeitproblem ist wiederum aber auch ein Energieproblem, wenn einem zu wenig Zeit zum erholsamen Schlaf bleibt. Das Biomentale Training als kompakte Form der Energierückgewinnung ermöglicht auch nur bis zu einer gewissen Grenze eine erhöhte Pflichterfüllung. Vergessen werden darf allerdings auf keinen Fall die Pflichterfüllung sich selbst gegenüber.
"Liebe Deinen Nächsten wie Dich selbst" bedeutet nicht, daß man seinen Nächsten mehr als sich selbst lieben soll. Letzteres

wird von den hier besprochenen Menschen vordergründig geleistet. Mit dieser überhöhten "Nächstenliebe" verstößt man allerdings gegen ein Naturgesetz: die Erfüllung der Pflichten sich selbst gegenüber. Der Mensch vernachlässigt sich, nicht körperlich, nicht in der Pflege, sondern moralisch. Man gibt, bis man nicht mehr hat. Und wenn man nichts mehr hat, ist man erschöpft. Wenn man erschöpft ist, wird man krank.
Keiner, der sich hierüber Gedanken macht, wird jemals zum Egoisten. Aber lernen, genau so viel an sich zu denken, wie an andere oder anderes (berufliche Pflichten werden häufig personifiziert, siehe die Aussage: "Mein Mann ist mit seiner Firma verheiratet") ist erforderlich, um sich nicht zu vernachlässigen. An dieser Stelle plädiere ich für mehr Achtsamkeit, die Achtung, sich selbst gegenüber.

Die Entdeckung der Achtsamkeit

Achtsamkeit war etwas Selbstverständliches. Der Kopfmensch hebt ab vom Körperlichen, er mißachtet seinen Körper. Er benutzt ihn oder er nutzt ihn aus. Er mißachtet die Bedürfnisse des Organismus, die Bedürfnisse nach Schlaf, nach Flüssigkeitsaufnahme, nach Schonung, nach allem, was er braucht. Der Kopfmensch mißachtet aber nicht nur den Körper und dessen Bedürfnisse, sondern er mißachtet auch das damit zusammenhängende Kindliche in ihm. Er mißachtet die stummen Wünsche seines Unterbewußtseins: "Ich bin müde, ich habe Durst, ich muß mal, ich kann nicht mehr, ich will auf den Arm".
Die Kopflastigkeit unseres Lebens und Ächtung des Körperlichen sind verantwortlich für das Entgleisen der seelisch-körper-

lichen Verbindungen. Das Stammhirn, das für ein perfektes Funktionieren des Organismus Informationen über Ihn benötigt, kann ein Funktionieren nicht gewährleisten, wenn diese Informationen vorenthalten werden. Das "Nicht-Wahrnehmen-Wollen", das Ignorieren, das Verleugnen bestimmter Rückmeldungen wie Müdigkeit, Durst usw. stellt eine Informationsbehinderung dar, mit der Folge des mangelhaften Funktionierens. Die Aufmerksamkeit muß auch wieder auf den Körper gerichtet werden, damit ein harmonisiertes Funktionieren stattfinden kann. Die Achtsamkeit muß wiederentdeckt und die Ächtung des Körpers aufgehoben werden.

Keine Angst vor Hypochondrie! Sie hat mit Achtsamkeit nichts zu tun. Die Selbstbeobachtung und Wahrnehmung von Symptomen ist für die Achtsamkeit notwendig. In der Hypochondrie werden die Symptome allerdings krankhaft fehlinterpretiert. Die neurotische Angst bzw. Phobie, die die Hypochondrie auszeichnet, führt zu einer krankhaften Übertreibung dessen, was wahrgenommen wird. Der Achtsame hat zum Beispiel Bauchschmerzen und überlegt, was der Grund dafür sein könnte. Eine Reaktion auf Ärger oder eine Verdauungsstörung? Er erinnert sich daran, Kohl gegessen zu haben und weiß, daß es nur Blähungen sein können, die seine Bauchschmerzen verursacht haben. Das langsame Verschwinden der Symptome bestätigt seine Diagnose. Der Hypochonder reagiert ganz anders: Sobald er Bauchschmerzen verspürt, sagt er sich: "Ich habe es doch gewußt, ich habe Darmkrebs". Mit dieser Diagnose geht er nun von Arzt zu Arzt, um sich das bestätigen zu lassen, was er zu wissen scheint.

Interventionen

Die Fähigkeit zur Energierückgewinnung wiedererlernen:

Bewußt abschalten, bevor es das Ohr tut

Vielfalt statt Einfalt

Kraft aus der Natur

Nötlüge oder Streß

Die Muße wiederentdecken

Bedenkzeit

Geduld

Bewußt abschalten, bevor es das Ohr tut

Wer die Fähigkeit nicht mehr besitzt, abzuschalten, zu regenerieren, zu entspannen, sich zu erholen, muß und kann es wiedererlernen. Alles das muß in Ruhestellung erfolgen, also unter minimalstem Energieverbrauch, da man sonst nicht von Regeneration sprechen kann. Das Biomentale Training ermöglicht demjenigen, der es beherrscht, abzuschalten, bevor sich das Ohr abschaltet. Das Ohr schaltet sich erst ab, wenn das Individuum überfordert ist, wenn die innere Batterie leer zu werden droht. Der Energieverlust kommt dadurch zustande, daß zuviel mental verarbeitet werden muß, wobei die dabei entstehende Anspannungen im Bereich der Muskulatur zu viel Energie verbraucht. Ebenfalls kräftezehrend wirken sich Träume aus, die eine nächtliche Verarbeitung darstellen, die wiederum zu Anspannungen führen und zu Scheinausgleichsarten wie Sport und Sauna, die ihrerseits die Batteriefüllung strapazieren. Wenn man in diesen Situationen nicht aktiv eine passive Haltung einnimmt, also ein Energiesparprogramm einrichtet, sich entspannt, sich erholt usw., beginnt der Organismus, Organe bzw. Organfunktionen stillzulegen. Ähnlich ist es in einem Fahrzeug, dessen Funktionen teilweise durch die Batterie betrieben werden. Je schwächer die Batterie wird, desto mehr Funktionen fallen aus. Beim Körper des Menschen beginnen die Ausfallserscheinungen sehr häufig mit Konzentrationsstörungen, Schlafstörungen und Müdigkeit, mit dem Zufallen der Augen, mit Gähnen, mit Sehstörungen, mit Hörstörungen, mit unkontrollierten Verhaltensweisen wie zu vielem Alkoholtrinken, Zigarettenrauchen zu vielem Essen usw., wie wir bereits im vorigen Kapitel gesehen haben.

Dem muß und kann man mit speziellen Techniken zuvorkommen. Das Biomentale Training unterscheidet sich von anderen Entspannungstechniken durch seine zielgerichtete Wirkung im Bereich des Kopfes. Es hat sich bei der Behandlung mit dem Biomentalen Training herausgestellt, daß nicht nur die Organe des Kopfes positiv reagieren, sondern auch Organe, die weit vom Kopf entfernt liegen. Das liegt daran, daß beim Biomentalen Training die Gehirndurchblutung, und damit die Gehirnfunktion, in den Vordergrund gestellt wird. Das Gehirn, insbesondere das Stammhirn, ist das Überwachungsorgan des gesamten Organismus. Das Stammhirn, das auch schon bei primitiven Urvölkern ausgeprägt war und somit im Vergleich mit anderen Hirnbereichen einen "alten" Teil des Gehirns darstellt, funktioniert perfekt. Es hat sich über Jahrmillionen entwickelt, sich immer wieder verbessert und seit Urzeiten bewährt. Es funktioniert fehlerfrei, wenn es genügend Informationen erhält. Sinn des Biomentalen Trainings ist es auch, dem Stammhirn viele Informationen über die momentane körperliche Situation zurückzumelden, damit das Stammhirn über einen Regelkreises Korrekturen ausführen kann. In unserer schnellebigen Zeit, in der ein Ereignis dem anderen folgt, gibt es keine Zeit der Ruhe, der Muße, des Flanierens usw. Diese Zeit des scheinbaren Nichtstuns ist nicht nur eine regenerierende Zeit für die Psyche, sondern auch eine für den Organismus. Die Zeit der geringen Ablenkung, der Ruhe, die unter dem Biomentalen Training ganz gezielt eingesetzt wird, dient der Rückmeldung von Informationen an das Stammhirn. In der Phase der Anspannungen bekommt das Stammhirn nur einseitige Informationen, da die anderen Informationen aus Zeitgründen durch die einseitigen verdrängt werden. Das Stammhirn, das nur einseitige Informationen erhält und nicht die Vielfalt der Reize, Signale oder Eindrücke, die wir selbst erzeugen (z.B. Schnaufen), und die uns umgeben, kann nicht mehr perfekt funktionieren. Eine Entgleisung der Funktionsabläufe ist die Folge. Übrig bleiben nur noch Bereitstellungsreflexe im Sinne der Kampf- oder Fluchtvorbereitung, die auf Dauer zur Organstörung führen.

Das Biomentale Training beinhaltet das Abschalten, das Entspannen, das Erholen und führt zur Regeneration. Die Reize, Eindrücke und Informationen für das Stammhirn kommen vom eigenen Organismus. Die Schulung der Wahrnehmung eigener Körperfunktionen (Atmen, Schnaufen, Herzschlag, Temperaturempfinden etc.) ist dabei von entscheidender Wichtigkeit. Das ergibt sich aber von alleine und bedarf keiner besonderen

Mühe.

Vielfalt statt Einfalt

Das Verhalten des Menschen kann die Regeneration enorm unterstützen, indem man sich der Vielfalt der Sinneseindrücke bedient und nicht der einseitigen sportlichen Aktivität. Wie schon auf Seite 68 erwähnt, hat man in den USA mit jungen Astronauten einen Versuch unternommen: Man hat sie in einen Raum gesteckt, in dem es extrem wenige Sinnesreize gab. Der Raum war dunkel, schallgeschützt, hatte die Körpertemperatur der Versuchperson, und es gab keine Erdanziehungskraft. Die Versuchsperson war alleine. Von außen kommende Sinnesreize waren nahezu nicht vorhanden. Nach wenigen Minuten mußte die Versuchsperson aus diesem Raum entfernt werden, weil die Kreislaufsituation lebensbedrohliche Formen annahm. Das Stammhirn bekam zu wenig Informationen, es hatte keine Möglichkeit, sich zu orientieren und den Organismus im Vergleich zur Außenwelt zu stabilisieren. Die Möglichkeit, einen Vergleich herzustellen, fehlte, da die Außenwelt keine Informationen zur Verfügung stellte. Im Umkehrschluß liegt nahe, daß die Vielfalt der Außenreize für ein stabiles Funktionieren der vegetativen, neurohormonellen und Immunreaktionen vonnöten ist.

Kraft aus der Natur

Ein Spaziergang durch den Wald ist tausendmal besser, als die schweißtreibende Strampelei auf einem Ergometer. Letzteres ist anstrengend, ermüdend, erschöpfend, verschleißend, und der Blick ist vorwiegend auf zweidimensionale Erscheinungen wie z.B. eine Wand mit Tapete gerichtet. Im Wald dagegen sieht man dreidimensional. Das Auge akkommodiert, die Pupille erweitet und verengt sich durch Helligkeit und Dunkelheit, man spürt Unregelmäßigkeiten des Weges und gleicht sie körperlich aus, man spürt Feuchtigkeit und Trockenheit, Glätte, Rauhheit, den Windzug, die Wärme der Sonnenstrahlen usw. Die Vielfalt und Unregelmäßigkeiten der Eindrücke in einem Wald prägen die Kraft und die Stabilität der wildlebenden Tiere. Diese Tiere würden in Käfigen oder in Räumen, in denen sich der Mensch aufhält, krank. Viele Tiere können dort gar nicht überleben. Der Mensch paßt sich entgegen seinem natürlichen Bedürfnis diesen Räumlichkeiten an. Er wohnt und arbeitet in ihnen. Anstatt selbst in die Natur zu gehen, um sich von ihren Räumlichkeiten zu erholen, schauen sich viele Menschen Tierfilme an. Die Tierfilme im Fernsehen sind nur zweidimensional, es fehlt das Augentraining. Kurzum, man sollte, sobald es geht, diese künstlichen Räumlichkeiten verlassen und sich in die Vielfalt der Natur begeben und nicht, wie viele es tun, nur Naturfilme schauen und auf Sportplätzen, in Tennishallen und anderen künstlich geschaffenen Räumlichkeiten nach einem Ausgleich suchen.

Zusammenfassend bleibt festzuhalten: Abschalten, Entspannen, Erholen, Regenerieren kann durch angewandtes Biomentales Training (B.T.) erlernt bzw. wiedererlernt und praktiziert werden. Der Kontakt mit der Natur unterstützt und stabilisiert diesen Prozeß. Das alles muß ohne Zeitdruck geschehen, in Ruhe, weil das Gehirn sowohl zum Verarbeiten als auch zum Informationensammeln Zeit benötigt. Das Gehirn arbeitet langsamer, als es vielen Menschen recht ist.

Die Muße wiederentdecken

In der heutigen Zeit müssen im Sinne eines evolutionären Schrittes bestimmte Begriffe und ihre Inhalte im Verhalten der Menschen aussterben und andere wiederentdeckt, oder auch neu entdeckt werden. Rückblickend hatte man vor einigen Jahrzehnten wenig Möglichkeiten, sich zu überfordern. Die technischen Geschwindigkeiten und Kommunikationsmöglichkeiten waren sehr begrenzt. Mit der Pferdekutsche legte man nur kurze Entfernungen in relativ langer Zeit zurück, in der heutigen Zeit können weiteste Strecken mit einem Düsenjet in kürzester Zeit zurückgelegt werden. Die Menge der zu verarbeitenden Eindrücke war also begrenzt, und das Verhalten der Menschen bestand darin, daß sie bestrebt waren, möglichst viele Informationen zu bekommen. Das Motto "Nehmen, was man bekommen kann" muß sich zu Gunsten der Einstellung "Zurückweisen, soweit es möglich ist" verändern, da in der heutigen Zeit eine Überflutung von Information und Reizen vorherrscht. Die Notwendigkeit, daß bestimmte Begriffe und die damit zusammenhängenden Verhaltensmuster aussterben, ergibt sich aus der Tatsache, daß zuviel an Informationen, Belastungen und Reizen krank macht. Begriffe und Einstellungen wie "Ich muß mich beeilen", "Ich habe keine Zeit", "Ich bin im Streß", "Ich bin in Action" , die vorherrschende Hektik, die tägliche Hetze müssen sterben, vergessen werden zu Gunsten der Begriffe wie "Das muß ich mir in Ruhe überlegen", Bedenkzeit, Gelassenheit, Ausgeglichenheit, Muße, Flanieren, in Ruhe überlegen, in Ruhe entscheiden usw.

Es geht also darum, ganz bewußt, ganz gezielt Begriffe und das damit zusammenhängende Verhalten zu vermeiden und ein anders Verhalten anzutrainieren, wiederzuentdecken. In dem Moment, in dem Hektik aufkommt, muß man sich dessen bewußt sein und sagen: "Moment mal, das laß ich nicht mit mir machen". Auch das Neinsagen muß gelernt werden. Ein sofortiges Neinsagen, den anderen mit Nein vor den Kopf stoßen und die damit verbundene Angst, sich unbeliebt zu machen, kann durch folgende Formulierung abschwächt werden: "Ich kann momentan noch nicht zusagen, weil ich mich zunächst informieren muß, ob ich nicht schon jemand anderem eine Zusage gemacht habe. Weil ich mir nicht alles merken will, habe ich zu Hause alles aufgeschrieben und muß erst nachschauen. Ich rufe aber in ein bis zwei Stunden zurück". Das wäre ein Beispiel eine Form, sich Bedenkzeit zu erbeten. Eine bis zwei Stunden reichen aus, um manche Entscheidungen fällen zu können. Wenn nicht, könnte man auch anrufen, um die Bedenkzeit zu verlängern, ohne daß der andere ernsthaft beleidigt oder gekränkt sein könnte. Wenn man keine Ausrede hat, muß man sich eine ausdenken. Denn in unserer Gesellschaft ist Ehrlichkeit nicht gesellschaftsfähig, so daß man sich mit Notlügen, die keinem wehtun, entlasten muß. Bei guten Freunden allerdings kann man auch ehrlich sein und sagen: "Es tut mir leid, ich bin heute zu müde, aus der Verabredung wird nichts". Ein direktes Neinsagen muß man also gar nicht lernen, sondern ein diplomatisches Argumentieren, das einem Nein in seiner Wirkung gleichkommt.

Notlüge oder Streß

" Du darfst nicht lügen" , so heißt es in der Bibel. "Es wird nirgends so viel gelogen wie vor Gericht", sagt mein Rechtsanwalt. Die Unwahrheit sagen, um sich Vorteile zu verschaffen, ist auch ein Problem unserer Zeit. Manchmal wird das Lügen dadurch vermieden, daß man zu wenig Wahres sagt. Beim Verkauf bestimmter Immobilien z.B. legt der Verkäufer sehr großen Wert darauf, daß eine Beurkundung innerhalb kürzester Zeit stattfindet, damit es sich der Käufer nicht noch einmal anders überlegt. Warum aber könnte er es sich anders überlegen? Weil er und sein Gehirn Denkzeit brauchen. Der Käufer eines Objektes braucht eine gewisse Zeit, um sich die Vor- und Nachteile eine Kaufes durch den Kopf gehen zu lassen. Er braucht zur Entscheidungsfindung vielleicht noch weitere Informationen und Gefühle für das Objekt. Ich nenne Gefühle deshalb, weil man auch mit dem Bauch, wie man so sagt, entscheiden muß. Das alles braucht seine Zeit. Der Verkäufer will möglichst wenig Informationen geben, vor allem keine nachteiligen, weil er dann Gefahr laufen würde, den Käufer zu verlieren. Das Vermeiden oder Verhindern von Informationen kommt einer Lüge gleich.
Obwohl Lügen ein verabscheuenswertes Verhalten ist, kann die Notlüge etwas Bewundernswertes sein. Kann man einer 95-jährigen Mutter, die wie ein Kind ständig Forderungen stellt, ins Gesicht sagen, daß sie einem zur Last fällt, wenn sie einen danach fragt. Oder kann die Mutter einem behinderten Kind, welches fragt, ob sie glücklicher wäre, wenn es nicht geboren worden wäre, sagen, daß dem so sei. Nein, das kann nie-

mand, weil es kränkender und schädigender ist, die Wahrheit zu sagen, als eine Notlüge zu tätigen. Die Notlüge dient dem Schutz einer Person, die als hilflos zu bezeichnen ist. Sie dient auch dem Selbstschutz, wenn man selbst hilflos ist. Eine Frau, die beispielsweise auf Grund ihrer Drehschwindelanfälle nicht mehr in der Lage ist, eine ungeliebte Tätigkeit zu verrichten, darf sich dann der Notlüge bedienen, wenn sie beschwerdefrei ist, aber erneut dazu neigen würde, Beschwerden zu bekommen, falls sie die ungeliebte Tätigkeit wieder aufnehmen muß. Ein Mensch, der durch seine Überforderung krank wurde und damit die Tätigkeit, die zu der Überforderung führte, nicht mehr ausüben kann, darf als Notlüge diese Krankheit vorschieben, auch wenn er gesund ist, um sich dieser Überforderungssituation nicht stellen zu müssen. Würde er sich wieder in diese Überforderungssituation begeben, bestände die Gefahr, daß er wieder krank würde.

Zusammenfassend gesagt: Denen, die sich über die Notlüge empören, muß ich zu bedenken geben, daß es besser ist, eine Notlüge zu benutzen, als über eine Zusage, die gezwungenermaßen erfolgt, krank zu werden, nur um dann guten Gewissens nein sagen zu können. Das Unterbewußtsein arbeitet schließlich nach diesem Prinzip. Wenn der Mensch nicht in der Lage ist, durch ein Neinsagen sich vor einer Überforderung und Erschöpfung zu schützen, erwirkt das Unterbewußtsein körperliche Symptome, die den Menschen derart aus der Bahn werfen, daß er nein sagen muß. Dieses Neinsagen allerdings benötigt nicht den Ausdruck "Ich will nicht", sondern "Ich kann nicht". Und ein kranker Mensch kann wirklich nicht. Ich persönlich glaube, daß die Provokation einer körperlichen Störung, um guten Gewissens nein sagen zu können, eine größere Sünde ist, als eine Notlüge. Denn man handelt wider die Natur, indem man eine Störung und vielleicht sogar eine Schädigung des eigenen Organismus zuläßt. Zunächst wirkt das Verhalten sehr korrekt, wenn jemand immer bereit ist und niemals nein sagen kann, sondern nur im Krankheitsfall nein sagen muß, indem er nämlich absagt. Diese Korrektheit verliert allerdings an Wert, wenn einem klar wird, daß diese Korrektheit krank macht, damit man nein sagen kann. Sich selbst schädigen ist wiederrum nicht korrekt und christlich gesehen eine Sünde gegen die Natur, gegen die eigen Natur.

In diesem Kapitel wurde damit begonnen, durch verändertes, fortschrittliches Verhalten Anspannungen zu vermeiden. Über diese Dinge wird auch in der Biomentalen Therapie gesprochen. In ihrem Programm befindet sich auch eine Technik, mit der man eine gewisse Dickfelligkeit erlernen kann. Auf Kommando dickfellig zu werden, einen inneren Abstand zur Belastungssituation zu bekommen, ist eine wichtige Verhaltenstechnik, um die gesundheitsgefährdenden Anspannungen sogar vermeiden zu können. Die Biomentale Therapie besteht zum größten Teil aus Techniken, um die vorhandenen und immer wieder auftretenden Anspannungen zu verarbeiten. Dieses Verarbeiten geschieht zu einem großen Teil mittels eines speziellen Verfahrens, dem Biomentalen Training (B.T.), das man anfangs regelmäßig einsetzen muß. Die Biomentale Therapie ermöglicht es, auf kompakte und schnelle Art Verarbeitungsgrundlagen zu erlernen. Vielleicht ist dies auch ohne Therapie möglich, würde aber in jedem Fall einen größeren Zeitaufwand benötigen.

Erlebnisse des Alltags müssen regelmäßig verarbeitet werden.

Das kann vor dem Einschlafen geschehen, besser aber in Ruhephasen, tagsüber. Denn bei Müdigkeit schläft man zu schnell ein, und die Verarbeitung wird im Schlaf, z.B. als Traum, weitergeführt. Gespräche mit dem Partner oder anderen sind zur Verarbeitung bestens geeignet. Findet keine regelmäßige Verarbeitung statt, schiebt man diese vor sich her, und die Kumulation kann den Schlaf beträchtlich stören, da in diese Phase der Verarbeitungsprozeß fällt. Dies ist die häufigste Ursache für Schlafstörungen, denn wenn man einmal übermüdet ist, findet man sehr schlecht wieder in den Schlafrhythmus zurück. Zur Erinnerung: Auch am Wochenende oder im Urlaub kann zuviel Verarbeitung stattfinden, und so erkrankt der belastete Mensch in dieser Zeit. Zuviel Verarbeitung auf einmal macht nämlich krank. Es ist der Streß im Kopf, der das bewirkt. Daß es viel zu verarbeiten gibt, liegt auch an der Menge der Eindrücke, die man auf sich wirken läßt. Man kann aber selektieren und dadurch die Menge der Belastungen reduzieren. In der Biomentalen Therapie dienen Ruhephasen auch dem Verarbeiten, mit der Gefahr, daß dabei die Beschwerden kurzfristig stärker werden können. Auch das Kassetten-Training dient der Verarbeitung, nämlich dann, wenn man eine zeitlang gedankenverloren abschweift. Dies sollte man auch nicht gewaltsam unterbinden, sondern besser häufiger trainieren. Diese Verarbeitungsmöglichkeiten finden im Rahmen des Trainings statt, das gleichzeitig eine gewisse "Schutzfunktion" für den stattfindenden Prozeß darstellt. Ist nämlich der Schutz des Trainings nicht vorhanden, können Ruhephasen wie am Wochenende, im Urlaub oder auch nachts durch "den Streß im Kopf" zu einer Verstärkung der Anspannung führen, die wiederum die Krankheitssymptomatik verstärkt oder auslöst.

Wenn man also täglich abschaltet, entspannt, sich erholt, regeneriert, ohne dabei Energie zu verbrauchen (wie beim Sport, Sauna usw.), kann man das innere Gleichgewicht halten, unter dem Heilung und Schutz vor Krankheiten möglich ist.

Bedenkzeit

Betrüger nutzen den Zeitmangel, der bei vielen Menschen vorherrscht. Es werden oft Entscheidungen verlangt, z.B. für den Abschluß einer Lebensversicherung oder einer anderen Geldanlage, die mit einer sehr knapp bemessenen Bedenkfrist gekoppelt ist. "Sie müssen sich bis Ende der Woche entschieden haben, weil Sie sonst nicht mehr in den Genuß der Prämie kommen können." So ähnlich lauten Formulierungen von Personen, die den herrschenden Zeitdruck ausnutzen, um ihrerseits finanziell zu profitieren. Grundsätzlich sollte man unter Zeitdruck keine Verträge abschließen, sondern sagen: "Das hätten Sie mir eher mitteilen müssen, unter Zeitdruck bin ich nicht in der Lage, frei zu entscheiden."

Geduld

Das Wiedererlernen des Abschaltens, Entspannens, Erholens und Regenerierens und das Aktivieren der gewünschten Reflexe zur Regeneration des Hörorgans wird in dem ersten Jahr nach Eintreten der Symptome durch eine noch nicht erwähnte Persönlichkeitseigenschaft behindert: Durch die Ungeduld. In den ersten Tagen nach Auftreten des Hörsturzes, Morbus

Menières oder des Tinnitus ist die Akutbehandlung mittels Biomentalem Training (B.T.) bisher immer erfolgreich gewesen. Nach ca. 20 Minuten ist z.B. der Gehörsinn wieder intakt (siehe wissenschaftliche Veröffentlichung aus "HNO" Band 31, April 1983). In der kommenden Erkrankungsphase werden die Hör- und Gleichgewichtsstörungen von Ungeduld, Depressivität und Angst begleitet, so daß eine Behandlung mit dem B.T. unter großen Schwierigkeiten stattfindet. Die Patienten sind oft derart auf ihre organischen Beschwerden fixiert, daß eine Konzentration auf die Behandlungsschritte kaum möglich ist. Erst nach einem Jahr ist in vielen Fällen die Behandlung wieder gut und mit Erfolg durchzuführen.

Interventionen

Belastungen reduzieren

Verarbeitungstraining

Die Fassung bewahren

Positive Aspekte suchen

Träumen will gelernt sein

Eine neue Bescheidenheit

Verarbeitungstraining

Um Belastungen zu reduzieren, hat sich das Biomentale Training bewährt. Schicksalhafte Belastungen müssen verarbeitet werden. Im Sinne eines Todesfalles oder einer Trennung handelt es sich um Trauerarbeit, die sehr intensiv und über einen kurzen Zeitraum geschehen kann, wie es in südlichen Ländern üblich ist. Dort weinen und schreien sich die Menschen die Trauer von der Seele. In unseren Regionen braucht man oft sehr viel längere Zeit, weil unsere Erziehung eine stille Trauer verlangt, in der sparsam geweint wird. Diese Trauerarbeit dauert sehr viel länger. Das B.T. ermöglicht es, die Trauerarbeit zu beschleunigen, da man sich immer wieder zurückziehen kann, um mit der Trainingskassette zur Ruhe zu kommen und dabei praktische Trauerarbeit zu bewältigen. Selbstverständlich schweift die betroffene Person während des Trainings ab und denkt an die unglückliche Situation. Aber gerade das bedeutet Trauerarbeit. Das Abschweifen ermöglicht das Verarbeiten, allerdings stellen die Komponenten der Therapie für ohnehin belastete, also gefährdete Personen, eine Schutzfunktion dar für den Prozeß der Trauerbewältigung. Die Trauerarbeit, die einerseits anstrengend und erschöpfend ist, wird durch die regenerierenden Anteile des B.T. ausgewogen. Wenn man während des B.T. nicht abschweift, ist man zum Zwecke der Ablenkung von seinem Unglück "auf andere Gedanken gekommen", nämlich auf die Gedanken, die mit dem Biomentalen Training zu tun haben. Man verdrängt bei dem B.T. nicht, sondern man verschiebt die Konfrontation mit der Wirklichkeit auf einen späteren Zeitpunkt, auf die Zeit nach dem Biomentalen Training. Das Training selbst hat den Wert der Energierückgewinnung, damit man sich danach erholter und mit mehr Energie ausgestattet den Alltagsbedingungen und den Belastungen stellen kann. Der Energieschub, der durch das Biomentale Training ermöglicht wird, läßt groß wirkende Probleme wieder kleiner oder realistischer erscheinen. Ähnliche Situationen kann man vor dem Schlafengehen erleben, wenn dem müden Menschen kleine Probleme groß erscheinen und erst wieder zur normalen Größe schrumpfen, wenn er gut geschlafen hat und morgens aufsteht. Dann ist die Verwunderung groß, warum er sich abends über dieses Thema überhaupt Gedanken gemacht hat.

Zurück zum Abschweifen vom Abschalten: Während des Biomentalen Trainings kann es vorkommen, daß man bei den Übungen zum Aktivieren der Heilreflexe abschweift und an die Belastungssituation denkt. Besonders der Mensch, der zum Perfektionismus neigt, mag diese scheinbare Disziplinlosigkeit nicht. Er ärgert sich, daß er darauf keinen Einfluß hat. Das sollte er aber nicht. Denn Abschweifen bedeutet, daß sich das Unterbewußtsein mit Gedanken befaßt, die ihm im Moment wichtiger erscheinen, als die Übungen. Das muß man dem Unterbewußtsein gewähren. Denn die Gedanken, die sich entwickeln, sind notwendig, um belastende Dinge zu verarbeiten. Verarbeitung ist währenddessen zwar eine Belastung, nach ihrem Abschluß jedoch eine Entlastung. Damit man aber auch in den Genuß der Heilreflexe gelangt, sollte man das Training wiederholen, wenn man mehr als ca. 20% der Zeit abschweift. Beim Biomentalen Training sollte man 80% abschalten und entspannen und maximal zu 20% abschweifen. Einem zu ausgedehnten Abschweifen kann man dadurch zuvorkommen, daß man sich zunächst hinlegt und die Gedanken, die sich aufdrängen, kommen läßt. Nach einer gewissen Zeit haben sich die Gedanken über wichtige Themen verflüchtigt. Durch diese Vorbereitung zur Entspannung bzw. zum Training wurde die Verarbeitung wichtiger Themen ermöglicht. Danach kann das Biomentale Training vom Abschweifen relativ ungestört durchgeführt werden, damit man in den Genuß der Heilreflexe gelangt.

Die Fassung bewahren

Das Biomentale Training hat auch den Zweck, und das sind die ersten geäußerten Eindrücke der Patienten, daß Extremreaktionen merklich abgeschwächt werden. Man regt sich nicht mehr so sehr auf wie früher, wird ruhiger, gelassener, ausgeglichener und kann von dieser Warte aus viel leichter Konflikte vermeiden oder ihnen begegnen. Die Reizbarkeit als extremste Äußerung, als die "Spitze" der Verärgerung und die damit verbundene unangemessene Reaktion der Patienten führte zu Mißverständnissen und damit zu Konflikten, welche die in diesem Buch immer wieder erwähnten Reaktionen lawinenartig auslösten. Dieser Reizbarkeit kann man mit dem Biomentalen Training gut begegnen, wodurch man selbstinduzierte Probleme reduzieren kann.

Positive Aspekte suchen

Das Grübeln über zukünftige Probleme verursacht bei vielen Menschen Anspannungen. Da nützen auch die beruhigenden Worte "Warte doch erst einmal ab, was kommen wird, bevor du schon eine Verteidigungsstrategie entwickelst" nicht viel. Der verunsicherte Mensch grübelt über Konsequenzen nach, was sich daraus wieder ergeben könnte, und das Ganze endet in einer Mißstimmung, verbunden mit Lustlosigkeit und wenig Hoffnung. Dem kann man auch mit dem B.T. zuvorkommen, indem man bei derartigen Gedankenabläufen, die im Übrigen ein Produkt der Müdigkeit und Erschöpfung sind, das Biomentale Training spontan einsetzt. Das Training selbst mobilisiert Energie und beseitigt die Müdigkeit, so daß man sich nach dem Training belastenden Gedanken wieder stellen kann. Man wird feststellen, daß das Problem, das eben noch so bedrückend erschien, uninteressant geworden ist, weil es sich schließlich nur in der Müdigkeit als großes Problem darstellte. In der Erschöpfungsphase ist der Mensch nämlich nicht mehr Herr all seiner Fähigkeiten, und das macht ihm Angst. Aus dieser Angst heraus resultieren derartige Grübeleien. Der Energiegewinn durch das B.T., die Wachheit und die Frische, die man danach erlebt, reaktiviert die eigenen Fähigkeiten und dadurch verschwindet die Angst bzw. die Hilflosigkeit.

Träumen will gelernt sein

Geträumten Belastungen kann man mit der Biomentalen Therapie zuvorkommen. Belastende Träume bedeuten, daß eine Verarbeitung der zuletzt erlebten Ereignisse stattfindet. Mangels Zeit und Gelegenheit konnten diese Dinge nicht adäquat verarbeitet werden und werden deshalb, da eine Verarbeitungsnotwendigkeit besteht, in die Schlafphase hineingenommen. Die Folge sind belastende Träume bis hin zu Alpträumen. Diesen kann man zuvor kommen, indem man das Biomentale Training regelmäßig anwendet, wenn viele Dinge verarbeitet werden müssen. Das B.T. hat u.a. auch das Ziel und den Zweck, Verarbeitung zu ermöglichen. Aber auch das bereits beschriebene Spazierengehen durch den Wald oder auch das Flanieren durch die Stadt, also ein nicht ziel- und zweckgerichtetes Umhergehen, ermöglicht ein effektives Verarbeiten.

Eine neue Bescheidenheit

Die live miterlebten Aufregungen im Film, Sport und in dramatischen Berichten müssen leider auch verarbeitet werden, weil viele Menschen nicht mehr selektiv wahrnehmen können. Das heißt, sie sehen alles, bekommen alles mit, und sie müssen auch alles verarbeiten. Dies ist nicht bei jedem Menschen so, aber bei denen, die gelernt haben, permanent aufmerksam zu sein, besteht die Gefahr der Überforderung durch eine Überflutung von Informationen. Diese Menschen müssen erkennen lernen, ob und wann sie Informationen benötigen oder nicht wollen und nicht gebrauchen können. Mir persönlich geht es auch so. Wenn ich viel zu verarbeiten habe, vermeide ich belastende Informationen und Berichte, da die Verarbeitungsmenge zu groß werden könnte. Letztgenannter Verzicht stellt wieder ein Neinsagen dar, ein ungewohntes Verhalten, da der Mensch seit Jahrtausenden nicht genug bekommen konnte. Informationen waren rar auf Grund der geringen Kommunikationsmöglichkeiten, und jeder war froh, wenn er Informationen bekam. Heute ist das anders geworden. Die Menge der Informationen, der generelle Überfluß verlangt völlig andere Verhaltens- und Denkstrukturen. Wenn weiterhin wie früher jedes Angebot angenommen wird, alles genommen wird, was man bekommen kann, ist der Mensch bald übersättigt. Das äußert sich in unserer Gesellschaft nicht nur in Form der Fettleibigkeit, des enormen Alkoholkonsums, des Anhäufens von Besitz, sondern auch in einer anderen Formen der Gier: Wißbegierige, "Karrieregeile", "Clevere", die allerdings schon mit einem weinenden und einem lachenden Auge betrachtet werden müssen. Ein aufmerksamer Mensch spürt und weiß, daß diese Menschen nicht mehr zufriedenzustellen sind, daß sie sich sogar zugrunde richten. Warum? Weil ihr Verhalten nicht zeitgemäß ist, weil sie den evolutionären Schritt nicht geschafft haben. Es verhält sich bei ihnen wie mit den Sauriern, die sich der Veränderung der Zeit nicht anpassen konnten. Sie mußten aussterben, weil sie in dem neuen Zeitabschnitt keine Chance mehr hatten. So ist es auch mit dem alten Menschentyp, der immer noch so lebt und denkt wie vor 100 Jahren.

Interventionen

Sich in das Zeitalter integrieren

Die Kunst der Pause
Die Entdeckung der Langsamkeit
In der Ruhe liegt die Kraft
Die Wiederentdeckung der Mußekultur
Umdefinieren der Erfolgsnormen
Redewendungen der Zeit anpassen
Es geht auch langsamer
Die Kommunikation steuern

Die Kunst der Pause

Das Einplanen von Ruhephasen ist unabdingbar im Rahmen eines vernünftigen Lebens; fehlen sie, kann der Lebensstil nur unvernünftige, gesundheitlich destruktive Bahnen annehmen. Viele Betroffene, die diese Zusammenhänge erkannt haben, sagen: "Ich ringe mehr um Freizeit als um Geld". Über die Kunst der Pause habe ich in dem Buch "Viel um die Ohren" bereits ausführlich geschrieben.
Die Pause, die Ruhephase, beinhaltet nicht nur einen lebenswichtigen Verarbeitungs- und Erholungsaspekt, sondern sie ist für die Entwicklung von Ideen wichtig, da sich diese weniger während der z.B. beruflichen Tätigkeit, sondern häufiger in den

Pausen entwickeln. Die Kunst der Pause ermöglicht einen inneren Abstand zu seinen Aufgaben: Man kann sich und seine Tätigkeit aus einer Distanz betrachten, wie durch ein Fernrohr. Die Betrachtung muß kindlich naiv erlebt werden, als würde man weder von sich noch von seinem Beruf etwas wissen. Dadurch kann man sein Denken von Normen befreien, also die Phantasie frei schweifen lassen. In einer solchen Situation lassen sich Problemlösungen erdenken, die zunächst unmöglich scheinen, aber schließlich doch realisierbar werden können. Das gilt für Berufliches, aber auch für Privates. Erfindungen machen meistens die, die von der entsprechenden Materie wirklich wenig verstehen oder die, die während ihrer Pausenkunst so tun, als ob sie keine Ahnung hätten.

Zitat von Professor Zuse, dem großen Computerpionier (1991):

"Der Umstand, daß ich nichts von Rechenmaschinen verstand, half mir, völlig neue Wege zu gehen. Ich habe gar nicht erst versucht, die auf dem Markt befindlichen Rechenmaschinen zusammenzuschalten. Ich sagte mir, daß ich von vornherein neue Wege gehen müßte."

Die Entdeckung der Langsamkeit

Im Februar 1995 las ich in der Tageszeitung "Rheinische Post" einen kleinen Artikel mit dem Titel: "Experte: Kinder brauchen mehr Zeit zum Trödeln". Kinder sollten nach Expertenansicht wieder mehr Zeit zum Trödeln haben. Bei diesem Artikel geht es primär jedoch um Aggressivität und Gewalt, die durch übervolle Terminpläne, die "pädagogischem Hochleistungssport" gleichen, zustandekommen. In der Tat entsteht in Überforderungssituationen Aggressivität. Gegen andere gerichtet nennt man sie Gewalt, gegen sich selbst gerichtet sind es psycho-neuro-endokrino-immunologische (PNI-) Reaktionen mit Krankheitswert. "Mein Hörsturz ist dadurch zustande gekommen, daß ich zu rücksichtslos, zu gewalttätig mit mir und meiner Gesundheit umgegengen bin. Ich habe mich in sträflicher Weise vernachlässigt", erzählte mir einmal eine Zahnärztin, die sieben Hörstürze erlitten hatte.

Der Expertenrat lautet also: "Trödeln". Unter Trödeln verstehe ich ruheähnliche Phasen, in denen Verarbeitung von Belastungen, Gedanken, Problemen etc. stattfinden kann. Gerade für Heranwachsende sind diese Zeit-räume extrem wichtig, da sich das Gehirn entwickelt, was nur langsam erfolgen kann. Das Gehirn ist kein Computer, der mit Wissen rund um die Uhr gefüllt werden muß, was manche Eltern zu glauben scheinen. Reines Wissen ist wertlos, wenn die Materie nicht begriffen wird. Begreifen bedeutet Wissen umsetzen, erleben, überdenken, verarbeiten. Dafür braucht ein Mensch Zeit. In diesen Verarbeitungsphasen entwickelt sich die größte Kraft und Macht, die Kreativität. Unser Schulsystem hält aber am Auswendiglernen fest, damit in der nächsten Arbeit die Noten stimmen. Gute Noten bedeuten Karriere im Studium etc, das ist ja hinreichend bekannt. Das Produkt allerdings ist ärmlich: unkreative Wissenschaftler, deren Denken sich nur im Kreise des Auswendiggelernten drehen kann. Für Neuentwicklungen braucht man mehr als nur Wissen.

Das "Trödeln" der Erwachsenen ist Muße, die man in der Ruhe, beim Flanieren, Meditieren und in unserem Falle beim Biomentalen Training findet. Letzteres beinhaltet, um dann doch noch Zeit zu sparen, das Aktivieren der Gegenreflexe (Heilreflexe) zum Zwecke der Dekonditionierung der PNI-Erkrankungsmechanismen. Der Abwechslung halber sollte aber auch meditiert und flaniert werden.

Die Meditation, die ich meine, ist ein zeremonieller Akt, der Gelegenheit zum Nachdenken bietet. Zum Beispiel ist ein längeres Liegen in der warmen Badewanne, bei dem man zwanglos mit allen Gedanken, die einem kommen, "spielt" , eine Form der Meditation. Man denkt vieles zu Ende, hakt es ab, anderes bleibt noch unverarbeitet, das vielleicht beim nächstenmal abgehakt werden kann. Das Flanieren ist etwas Ähnliches. Es ist das ziellose Durch-die-Stadt-Spazierengehen. Was man da alles entdeckt, sieht, und was da alles zum Nachdenken über sich selbst anregt, ist unglaublich. Es bleibt auch Platz für kreative Ideen, für Schöpfungen, deren Zweck es sein kann und soll, sich das Leben zu erleichtern. Ich erinnere an die Aussage: "Eine gute Idee verwirklicht sich von alleine, nur schlechte Ideen machen Arbeit". Wer also zu viel arbeitet, hat noch nicht die richtige Idee, den Arbeitsaufwand zu reduzieren. Auf die Lebensqualität bezogen ist es vielen meiner Patienten gelungen, trotz weniger Arbeit ein gleichwertiges Ergebnis und machmal sogar noch mehr zu erzielen, wenn sich eine gute Idee entwickeln konnte. Sie kann es aber nicht in der Hektik, sondern nur in Ruhephasen.

Ruhephasen ermöglichen also nicht nur die Verarbeitung der vorhandenen Belastungen, um nicht zu erschöpfen, sondern können durch Ideenentwicklung auch zukünftige Belastungen verhindern oder reduzieren. Diese Investition lohnt sich mehrfach. Kleine Ruhephasen während der Arbeitszeit haben noch weitere Vorteile: Mittels bestimmter Techniken des B.T. kann Energie rückgewonnen werden. Ein fünfzehnminütiges Training kann soviel Kraft erzeugen, wie ein zwei- bis dreistündiger Schlaf. Die Folge ist ein frisches Herangehen an die Arbeit mit dem Effekt, daß die Fehlerquote, die sonst vor allem Nachmittags ansteigen würde, sinkt. Die Zeit für Korrekturen entfällt, das Arbeiten ist insgesamt effektiver, man spart Zeit. Man spart sogar sehr viel mehr Zeit, als man investiert hat. Das fünfzehnminütige Training hat einen Zeitgewinn von mindestens einer Stunde gebracht.

In der Ruhe liegt die Kraft

So wie es im Biomentalen Training darum geht, mittels gezeichneter Symbole bestimmte gewünschte körperliche Reflexe zu provozieren (Konditionierungsmechanismus), so ist es auch sinnvoll, und vielleicht auch notwendig, bestimmte Verhaltensweisen in Form eines Schriftzuges sichtbar anzubringen. Der Satz "In der Ruhe liegt die Kraft" wäre ein Beispiel für ein Schild, das in Bereichen angebracht werden sollte, in denen man zur Hektik neigt. Denn dieser Satz birgt eine wichtige Wahrheit in sich. Die wirklich erfolgreichen Menschen arbeiten ruhig und besonnen. In einem Beispiel, das mir geschildert wurde, handelte es sich um einen Mann, der langsam und bedächtig über eine große Baustelle ging und eine dicke Zigarre rauchte. Am Rauch der Zigarre konnte man, auch wenn er durch die Mauern verdeckt war, erkennen, wo er stand. In Ruhe beobachtete er das Arbeiten der Maurer, fällte Entscheidungen und gab Anweisungen, die im Endeffekt zu einem perfekten Ergebnis führten. Dieser Mensch wurde mir voll Bewunderung beschrieben, weil er in seiner Ruhe mehr und bessere Ergebnisse erreicht hatte, als zuvor ein vergleichbarer hektischer, dynamisch-aktiv wirkender Mann, der aber nie Gelegenheit hatte, auf seine Ergebnisse stolz zu sein. Auch dieser Punkt ist wichtig: Stolzsein auf das, was man geleistet hat und was aus dieser Ruhe heraus entstand, führt zu einem stabilen Selbstbewußtsein. Der hektisch arbeitende Mensch sieht vor lauter Hektik seine Ergebnisse kaum, und ihm geht der Erfolg, das bewußte Erleben des Erfolges verloren, das sein Selbstbewußtsein stärken würde.

Die Wiederentdeckung der Mußekultur

Dem Verlust der Mußekultur sollte man Einhalt gebieten. Gerade in der heutigen Zeit muß man dieses Kulturgut wiederentdecken und pflegen, damit eingebürgertes Denken und Aussagen wie "Ich muß mich beeilen, ich habe keine Zeit, ich bin im Streß etc." vergessen werden können. Auf letztere Aussage sind viele auch noch stolz, da ein stressiger Lebensstil nach Leistung und Leistungsfähigkeit aussieht. In Wirklichkeit ist es demjenigen nicht gelungen, ruhig und besonnen zu handeln. Mit Hektikern sollte man nicht zusammenarbeiten, wenn man Qualität verlangt, dann würde dieses Verhalten schnell aussterben zu Gunsten der Kreativen, die Kraft aus einer Mußekultur schöpfen. Flanieren gehört dazu, das dem Trödeln der Kinder entspricht, Teezeremonien, meditationsähnliche Techniken (wie auch das Biomentale Training), gesellschaftliche Ereignisse, die nicht zu oberflächlich und auch nicht zu tiefgründig sind, sondern in denen etwas Leichtes, aber auch Witziges und Interessantes geboten wird und man auch die Möglichkeit hat, gedanklich abzuschweifen oder abzuschalten. Wenn man dabei auch noch essen und trinken kann, ist ein ausgewogenes Maß an Vielfältigkeit erreicht.

Das Umdefinieren der Erfolgsnormen

Immer schon haben sich die Menschen Transparente an die Wände gehängt oder sinnige Sätze ins Holz des Türrahmens oder anderswo schnitzen lassen. Es handelt sich neben freundlich-begrüßenden Aussagen wie "Grüß' Gott" auch um sogenannte Weisheiten, deren Wahrheitsgehalt allerding vom Zeitalter, in dem man lebt, abhängig ist. Parolen aus der Nazizeit oder der ehemaligen DDR gehören der Vergangenheit an, und die schlimmsten werden in der Regel auch verbannt. Oft allerdings bleiben einige Weisheiten und Normen lebendig. Die anerzogene Begeisterung vieler junger Mädchen und Frauen für ein bestimmtes Männlichkeitsideal, "groß, blond und blaue Augen" kommt nicht von ungefähr. Es ist überliefert und entspricht dem Idealbild vergangener Zeiten, dem "Herrenmenschen" aus Adolf Hitlers Rassentheorie. Diese Begeisterung, obwohl sie so äußerlich und daher oberflächlich ist, läßt sich nur schwer auf einen z.B. schlanken, zierlichen, dunkelhaarigen Mann mit braunen Augen übertragen, der mehr einem Ballettänzer ähnelt, als der große blonde Koloß, dem in Verbindung mit Geschehnissen aus der Nazizeit eher ein Frankenstein-Image anhaften müßte. Genauso ist es mit den Re-

geln und Normen, die das Verhalten der Menschen beeinflussen sollen, und zwar in der Weise, wie es dem Zeitgeist bzw. der politischen Führung recht ist. Menschen sollen gefügig gemacht werden, wenn es heißt: "Was mich nicht umbringt, macht mich hart". Dieser Ausspruch, ebenfalls aus der Zeit, in der man hart wie Kruppstahl sein sollte, bedeutet, daß man Belastungen nicht wahrzunehmen hat, sondern die Zähne zusammenbeißen soll, um Leistung zu erbringen und Erfolg zu haben. Die an Hirnwäsche erinnernde Beeinflussung durch derartige Parolen führt sogar dazu, daß die Patienten ihre Belastungen nicht wahrnehmen und nachts vor lauter Anspannung die Zähne zusammenbeißen. Die Folgen sind die bereits erwähnten Verschleißerscheinungen im Kiefergelenk und der Halswirbelsäule und die Parallelerkrankungen Tinnitus, Hörsturz usw..
Die Veränderung dieser Normen würde z.B. zu einer Parole führen können, wie: "Was mich nicht umbringt, macht mich zumindest krank (und nicht hart)". Das wäre wohl auch logischer, denn wie sollte man hart werden? Heißt hart vielleicht unsensibel oder brutal? Oder kommt es von "Abhärten", ein Begriff, den es nur bei Schwimmern gibt. Auf die Psyche übertragen, gibt es kein späteres Abhärten, sondern nur ein Sensiblerwerden. Hart erzogen werden, dadurch hart sein und hart bleiben, gibt es allerdings schon.

Redewendungen der Zeit anpassen

Man kann viele heute noch benutzte Redewendungen finden, die im krassen Gegensatz zu der heutigen Realität stehen. So gibt es die in die heutige Zeit passende Aussage "In der Ruhe liegt die Kraft" oder eine vergleichbar veraltete, allerding mit fast entgegengesetzter Aussage: "Wer rastet, rostet". Beide Aussagen widersprechen sich dahingehend, daß im ersten Fall Ruhe gefordert wird und im zweiten Fall Aktivität. Im ersten Fall ergibt sich aus der Ruhe Kraft und Erfolg, im zweiten Fall Aktivitätsverlust. Ob diese Aktivität allerdings einen Sinn ergibt, bleibt unbeantwortet. Gemeint ist wohl mehr die rein körperliche Aktivität, die beibehalten werden sollte, um weiterhin aktiv sein zu können. Aber körperliche Aktivität verschleißt schließlich auch z.B. die Gelenke und das Bindegewebe, so daß dieser Spruch besser lauten sollte: "Wer rastet, verschleißt weniger". Zur Ruhe würde noch die entgegengesetzte Aussage passen: "Müßiggang ist aller Laster Anfang". Auf unsere Erkenntnisse bezogen würde man lieber sagen: "Müßiggang ist die Voraussetzung für Ideenentwicklung, und gute Ideen führen unweigerlich zum Erfolg, nur schlechte Ideen machen Arbeit". Der ausschließliche Fleiß, in alten Überlieferungen als Kontrapunkt zum Müßiggang gedacht, bedeutet "viel Arbeit, weil wenig Idee". Statt "Zeit ist Geld" sollte es heißen "Zeit ist Qualität", oder statt "Ohne Fleiß, kein Preis" lieber "Ohne Fleiß kein Verschleiß, mit Sinn mehr Gewinn".

Es geht auch langsamer

Es geht mir nicht darum, daß ein gesetzliches Tempolimit auf Autobahnen eingeführt wird, sondern daß sich jeder sein eigenes Limit setzt, oder besser zu setzen wagt. Viele trauen sich nämlich nicht, langsam zu fahren, wenn sie ein schnelles Auto besitzen. Es wird ihnen durch Drängler auch nicht gerade einfach gemacht. Aber wenn man die Erfahrung gemacht hat, daß das Überschreiten der Geschwindigkeit von z.B.150 km/h zur Belastung wird, wenn die Hände beginnen, feucht zu werden, wenn der Puls schneller zu werden beginnt, dann sollte man darauf "hören" und das Tempo dem eigenen Wohlbefinden anpassen. Die Geschwindigkeiten der Funktionsabläufe, die möglich sind, sind nicht mit denen des menschlichen Gehirns synchronisierbar. Man versucht zwar durch technische Raffinessen das Fahrzeug beherrschbar zu machen, was aber nur gelingen kann, wenn alle technischen Abläufe ungestört funktionieren. Das Ausfallen z.B. der Servolenkung oder der Bremsverstärker oder nur das Platzen eines Reifens machen das Fahrzeug zum Projektil, in dessen Mitte man sich befindet, ungeschützt und verloren.

Warum soll man die Geschwindigkeiten allgemein reduzieren? Weil man seine Reaktionsgeschwindigkeit nicht überfordern sollte. Es ist für das Gehirn eine zu große Strapaze, wenn es ständig unnötigerweise in Extremsituationen geraten muß. Die Muskelanspannung und der vegetative, neurohormonelle und immunologische Zustand in diesen Anspannungsphasen führt zu Störungen. Die Reaktionsgeschwindigkeit sei umgekehrt proportional zur Intelligenz, sagen manche Forscher. Je größer die Intelligenz sei, desto schwieriger und belastender sei schnelles Reagieren. Damit haben wir es aber heutzutage zu oft zu tun. Deshalb sollte man alles langsamer angehen, sich Zeit nehmen, um sich zu schonen oder nicht zu überfordern.

Die Kommunikation steuern

Beim Telefonieren kann es vorkommen, daß dem Gesprächspartner zu schnell auf dessen Frage mit "Ja" geantwortet wird. Das kann im Nachhinein belastend sein, da man für eine passende Antwort Bedenkzeit gebraucht hätte. Jeder Mensch braucht Bedenkzeit. Wer sie sich nicht nimmt, belastet sich zu sehr und läuft Gefahr, Fehlentscheidungen zu treffen. Vor allen Dingen fällt beim Telefonieren das Neinsagen schwerer als eine Zustimmung. Letzteres bedeutet aber Arbeit, Belastung, Streß, vielleicht sogar Überforderung. Dem kann man dadurch begegnen, indem man Neinsagen lernt, oder, was noch diplomatischer ist, indem man das Telefonieren auf ein Minimum reduziert. Was man früher nicht konnte, ist heute dank der Technik möglich: Man kann das Telefon ausstöpseln. Früher wählte man eine Null, um ein Besetztzeichen zu erzeugen. Das war aber nicht gestattet, so daß zu leicht die Störungsstelle der Post alarmiert wurde. Andere benutzen Anrufbeantworter und warten daneben sitzend erst ab, wer anruft.
Also, es gibt schon einige Möglichkeiten, die Telekommunikation zu begrenzen, im Rahmen des Erträglichen zu halten. Selbst allerdings sollte man zum Zwecke der Entlastung die Kommunikationsmöglichkeiten nutzen: Es kann schließlich vorkommen, daß man andere unbedingt erreichen will, um sich zu entlasten, sich Luft zu machen, Klarheit zu schaffen etc. Aber man muß auch zu verhindern suchen, daß man selbst belastet wird. Wenn diese Sicherheit gewährleistet ist, hat man die richtige Begrenzung der Kommunikationsmöglichkeiten gewählt.

Die Entlastung

Die Entlastung und die allgemeine Entspannung entsteht
1.) durch bewußtes Wahrnehmen von Belastungen und daraus resultierenden Verhaltensänderungen
2.) durch die psychologische und organische Wirkung des Biomentalen Trainings

Den Überblick bekommen

Was zählt, ist die Einstellung

Die Kunst des Deligierens

Der Organismus hilft sich selbst, man muß ihn nur lassen

Den Überblick bekommen

Die Entlastung und die allgemeine Entspannung können erst auf ein bewußtes Wahrnehmen von Belastungen folgen. Vielen Betroffenen stellt sich die Frage: "Habe ich überhaupt Belastungen, und wenn, welche?" Andere Betroffene sagen aus eigener Überzeugung heraus: "Ich habe gar keine Belastungen, habe aber trotzdem Ohrgeräusche, wie ist das möglich?" Die Antwort kann nur sein: Wer Ohrgeräusche, einen Hörsturz oder Morbus Menière hat, litt und leidet vielleicht noch unter Belastungen, aber nicht unter irgendwelchen, sondern unter solchen, die zu diesen Beschwerden bzw. Krankheiten geführt haben. Es sind die bereits beschriebenen Dauerbelastungen oder Daueranspannungen, und in manchen Fällen eine zusätzliche nicht beeinflußbare Auslösesituation, die das Faß zum Überlaufen gebracht hat. Die Tatsache, daß viele die Belastungen nicht wahrnehmen, liegt einfach und alleine daran, daß diese verdrängt werden und als Hörsturz, Morbus Menière oder Tinnitus erscheinen. Die Verdrängung hat den Zweck, die Belastung nicht als Belastung wahrzunehmen, weil als Konsequenz eine Veränderung des Lebens notwendig würde. Die Angst vor einer Veränderung, vor einer Konfrontation mit dieser Belastung und der Wunsch, daß alles so bleibt, wie es ist, denn es ist bisher ja sehr gut gegangen, führt zu der Verdrängung. Anders ausgedrückt: Wer seine Belastung nicht wahrnehmen will oder vielleicht vor lauter Belastungen schon gar nicht mehr wahrnehmen kann, bekommt einen Hörsturz oder ähnliches. Dieser Umstand behindert ihn dann derart, daß auch die Belastung keine Rolle mehr spielt. Würde man den Krankheiten Hörsturz, Ohrgeräuschen und Morbus Menière einen Sinn unterstellen, also eine Biologik annehmen, dann würde dies den Betroffenen sotreffen, daß er einen Weg aus seiner Krise bzw. Behinderung suchen würde. Das würde dazu führen müssen, daß er umdenkt, daß er nicht mehr an seine Belastungen denkt, sondern nur noch an seine Gesundheit, daß er wieder Boden unter die Füße bekommt, daß er wieder weiß, wo er steht und wer er ist.

Das bewußte Wahrnehmen von Belastungen scheint großen Nachteil zu haben, daß man ständig versuchen muß, sein Leben zu optimieren, daß man flexibel bleiben muß und daß man sich nicht auf seinen Lorbeeren ausruhen kann. Der Vorteil allerdings ist, daß man durch das Ausräumen der Belastungen gesund bleibt. Wer liebt schon Veränderungen? Ich habe

viele "Betonköpfe" kennengelernt, Menschen, die Althergebrachtes nicht in Frage stellen wollen, die alles Mögliche versuchen, um auf schnelle und bequeme Art ihre Beschwerden zu beseitigen. Es ist allerdings keinem gelungen. Es gibt Zufallsergebnisse, aber das sind eben nur Zufallserfolge. Die seltenen Zufallserfolge bzw. Spontanheilungen kommen in der Regel durch Lebensveränderungen zustande, die keiner Strategie entstammen, sondern schicksalhafter Art waren. Daraus ergibt sich die theoretische Möglichkeit, auf einen Schicksalsschlag zu warten, der sich auf den Gesundheitszustand positiv auswirken und die Beschwerden auslöschen könnte. Das ist möglich, allerdings passiert es extrem selten, so selten wie ein Lotteriegewinn.
Wie schon gesagt, ergeben sich aus dem bewußten Wahrnehmen von Belastungen heraus automatisch Verhaltensänderungen in Bezug auf Belastungen. Wer festgestellt hat, daß seine Aktivitäten, z.B. in Vereinen, ihn an die Grenze der Erschöpfung bringen, wird diese Aktivitäten freiwillig dahingehend modifizieren, daß er sich entlastet. Sehr häufig muß er ein Wort lernen, das er ungern, auch nur mit Angst verknüpft, einsetzt: das Wort "Nein". Er muß dem Bitten und Betteln seiner Freunde und Bekannten widerstehen können, um sich vor einer Überforderung zu schützen. Das ist schwer und mit Ängsten verknüpft, mit der Angst nicht mehr gebraucht, gemocht oder bewundert zu werden. Aus der Notwendigkeit heraus muß zwangsläufig eine Verhaltensänderung eintreten, nämlich das Neinsagen: Dieses kann vielleicht auf eine diplomatische Art geschehen.

Was zählt, ist die Einstellung

Beim Biomentalen Training geht es um Gegenreflexe zu denjenigen, die zu den Beschwerden führen, also um umgekehrte Reflexe, die im Sinne ihres Ziels auch Heilreflexe genannt werden können. Es ist ein Umkehrprogramm, das antrainiert werden kann und auch als Dekonditionierung bezeichnet wird. Aber nicht nur die Technik der Anwendung ist wichtig , sondern auch die Einstellung zu diesem Training. Es gibt sehr viele Patienten, die regelmäßig das B.T. einsetzen, aber immer noch keine Verbesserung der Beschwerden erreicht haben. Das kann natürlich daran liegen, daß noch zu viele reale Belastungen vorliegen, deren negative Wirkung durch die Wirkung des B.T. nicht aufgehoben werden kann. Es kann aber auch sein, daß das Training selbst nicht entlastend genug ist. Ein häufiger Grund: das Training wird wie ein auswendiggelerntes Gedicht einfach nur "heruntergeleiert", und derjenige, der es betreibt, ist nicht wirklich aktiv. Bei dieser Aktivität handelt es sich allerdings nur um eine Konzentration und Wahrnehmung bei körperlicher Passivität. Dabei muß sich der Betroffene lediglich bestimmte körperliche Vorgänge vorstellen bzw. an solche erinnern, die eingeleitet werden sollen. Diese Vorstellung entspricht einer Information für das Gehirn, das seinerseits eigenständige Aktivitäten entwickelt, die wahrnehmbar sind. Der Mensch ist und bleibt passiv.

Um die richtige Einstellung zu der Behandlung zu erlangen, ist es wichtig, folgendes zu wissen: Es geht nicht darum, mit Gewalt Blut durch ein verengtes Blutgefäß hindurchzupressen, sondern es geht darum, das Blut mit Hilfe des Blutdrucks durch ein Blutgefäß hindurchfließen zu lassen, das sich öffnet, wenn man die Verkrampfung löst. Es geht also darum, sich auf mentalem Wege zu "entkrampfen", die Durchblutung des Ohres zuzulassen, also im Sinne von "Gewähren" und es geht nicht darum, gewaltsam gegen die Verengung der Blutgefäße, die man ja schließlich selbst erzeugt hat, vorzugehen.

Die Kunst des Deligierens

Das Gegenteil von Kontrollieren, Korrigieren, Manipulieren usw., die Bestandteile des kopflastigen Denkens sind, ist das Delegieren, das Handeln, dessen Begriffe mit "lassen" enden, wie loslassen, einlassen, geschehenlassen, gelassen sein usw. Abstrahieren z.B. ist "Loslassen": Durch die Konzentration auf eine Visualisierung bestimmter Körperfunktionen beim Biomentalen Training werden diese abstrahiert. Die Abstraktion ermöglicht, daß die direkte Kontrolle über diese Körperfunktionen aufgehoben wird. Dadurch, daß sie sich selbst überlasen werden, ihre Visualisierung jedoch als Information dient, findet über eine Regelkreisfunktion eine Autokorrektur statt. "Die Natur hilft sich selbst, man muß sie nur lassen", das ist ein Satz, der unter die Haut gehen sollte. Er wird im Fernsehen ausgestrahlt und dient als Aufforderung zum Naturschutz. Dieser Satz könnte aber auch eine Werbung für gesundes Leben sein, was man auch so ausdrücken könnte: "Der Körper gibt Signale, man muß sie nur verstehen und befolgen". Befolgt man seine Signale, legt man sich hin, wenn man müde ist, trinkt man, wenn man durstig ist, entspannt man sich, wenn man verspannt ist - dann hilft sich die Natur selbst. Bei der Biomentalen

Therapie und den Interventionen zur Selbsthilfe geht es darum, daß man durch bewußtes Verhalten und durch das Training (Biomentales Training) für den Körper und insbesondere für das Ohr derart günstige Bedingungen schafft, daß sich das Ohr ganz von alleine erholen kann. Weil man sich in unserer Gesellschaft nicht gehen lassen kann, was in vielen Fällen auch zu einer Genesung führen würde, muß man der Manipulation durch die Normen mit einer Gegenmanipulation durch neue Regeln begegnen. Die Gesellschaft verlangt ein ungesundes Verhalten, das Biomentale Training gleicht es durch ein Gesundheitstraining wieder aus, und man überläßt das Ohr den Selbstheilungskräften, die sich in der entspannten Situation entwickeln. Man muß und kann der Natur vertrauen.

Vertrauen zu sich und zum Funktionieren des eigenen Körpers ist erst wieder möglich, wenn eine Beziehung zu ihm wiederhergestellt ist. Achtsamkeit bedeutet: Achtung und Vertrauen zum eigenen Körper zu haben.

Der Organismus hilft sich selbst, man muß ihn nur lassen

Die Technik des Biomentalen Trainings ist einfach, der Umgang mit ihr allerdings bereitet besonders den aktiv orientierten Patienten Schwierigkeiten, weil diese Form der Passivität für sie ungewohnt ist und erlernt werden muß. Mit Passivität ein Ziel erreichen wollen? Das scheint ein Widerspruch in sich zu sein, ist es aber nicht. Selbstverständlich gibt es auch in unserem täglichen Leben die Möglichkeit, mit Passivität ein Ziel zu erreichen. Das beweisen die Ballonfahrer und Flößer. Sie selbst sind passiv, beschränken ihre Aktivität zumindest sehr, korrigieren nur ein wenig den Fahrweg. Die Aktivität basiert nicht auf menschlichen Aktionen, sondern auf Windes- und Wasserkraft. Man muß sich allerdings, um ein bestimmtes Ziel erreichen zu wollen, das Gewässer und die Windrichtung aussuchen und viele Vorbereitungen treffen. So ist es auch beim Biomentalen Training: Die Vorbereitung ist das Lesen, das Verstehen, das Begreifen der Zusammenhänge, das Erlernen der Technik, mit der man sich zur Beschwerdefreiheit hintreiben lassen kann. Die treibenden Kräfte sind nicht Wind- und Wasserkraft, sie basieren auch nicht auf Aktionen des Großhirns, sondern es sind die Selbstheilungskräfte bzw. die Korrekturaktivitäten des Stammhirns. Diese Kräfte bzw. Aktivitäten anzuregen, ist die Aufgabe des Biomentalen Trainings.

Der Heilungsmechanismus der Biomentalen Therapie

Reaktion des Organismus:

Hoffnung und Humor
Wie man sich hinlegt, so liegt man
Wahrnehmungen bewußt begrenzen
Leistungsfähig und gesund
Sichtbare Entspannung
Eine gesunde Gesichtsfarbe
Rote Ohren soll man haben
Optimale Verhältnisse schaffen

Hoffnung und Humor

Im Biomentalen Training werden bestimmte körperliche Reaktionen provoziert, die Gegenreflexe zu denen darstellen, die beim Entstehen des Hörsturzes und seiner verwandten Erkrankungen auftreten. Diese gezielten Heilreflexe gehören zu einer Reihe von Reaktionen, die einen positiven Einfluß auf die Genesung haben. Diese Reflexe werden nicht nur durch bestimmte Bilder, Farben, Begriffe, Klänge und andere Außenreize und ihre Erinnerungsbilder provoziert, sondern schon alleine durch Gefühle wie Hoffnung. Hoffnung wirkt sich auch affektiv aus: Hoffnung reduziert Angst und Traurigkeit. Aber auch Humor ist eine wirkungsvolle Medizin. In Amerika setzt man bei einer mentalen Behandlung von Krebs-patienten lustige Filme ein, weil man festgestellt hat, daß die Aktivität der Killerzellen ansteigt, wenn sich der Mensch in einer heiteren Stimmung befindet. In dem Ausspruch, "Ein guter Clown ist wichtiger für die Gesundheit der Menschen als eine Hundertschaft von Ärzten" wird deutlich, wie wichtig die Stimmung und auch die Motivation für die Heilung von Krankheiten und allgemein für die Gesundheit sind.

Wie man sich hinlegt, so liegt man

Beim Biomentalen Training wird auf gezielte Art und Weise bewirkt, daß zunächst in der Motorik Reaktionen stattfinden. Es geht um die Entspannung oder Lockerung der Gesichtsmuskulatur, der Nacken- und der Kaumuskulatur, was zu entspannten Gesichtzügen und zu einer Nacken- und Kieferentspannung führen muß. In diesem Zusammenhang stellt sich oft folgende Frage: Soll man zusätzlich zum B.T. eine äußerliche Form der Entspannung wählen, Massagen oder Schwimmen, ist ein hartes oder weiches Kissen besser, welches Bett soll ich bevorzugen usw? Um auf die Frage nach dem Kissen und dem Bett zu antworten, muß ich sagen, daß es vollkommen gleich ist, auf welchem Kissen man schläft oder ob man überhaupt ein Kissen benutzt und auf welchem Bett man schläft. Der wichtigste Aspekt ist, daß man das Gefühl hat, angenehm zu liegen. Das Wesentliche für entspanntes Liegen ist nicht die Unterlage, sondern der Liegende selbst. Wer sich entspannt hinlegen kann, wer sich also von innen her entspannen kann, kann liegen, wo er will, er liegt überall gleich gut oder auch gleich schlecht. Am liebsten weise ich auf ein Bild hin, auf dem eine satte Löwin in einer Astgabel schläft. Sie läßt auf der einen Seite die Tatze herunterhängen und schläft genüßlich. Obwohl der Ast unregelmäßig geformt ist und eine runde Form hat, also einen äußerst unbequemen Liegeplatz darstellt, scheint die Löwin ungestört zu schlafen. Es liegt einzig an ihr, ob sie bequem liegt, denn sie kann sich aufgrund ihrer Elastizität, Anpassungsfähigkeit und Beweglichkeit dieser unbequemen Unterlage anpassen. Ähnliches soll man auch im Rahmen des Biomentalen Trainings erlernen, nämlich entspannt zu liegen. Die spezielle Liegefläche in der Praxis simuliert nur eine Liegeform, die irgendwann einmal ohne Hilfsmittel erreicht werden muß. Wer entspannt liegen kann, schläft überall gut.

Wahrnehmungen bewußt begrenzen

Wie bereits im Abschnitt "Die Organwahl" angesprochen, muß die Gefahr der Gehorsamkeit erkannt werden. Auf der einen Seite ist Gehorsamkeit wichtig, auf der anderen Seite schränkt es die persönliche Freiheit enorm ein, wenn die Gesetze derart überhand nehmen, daß sie keine Bewegungsfreiheit mehr ermöglichen. Der weniger Pflichtbewußte mogelt sich an den Gesetzmäßigkeiten vorbei, er ist frei von Gewissensbissen, wenn er dies tut. Der Gehorsame allerdings gerät in einen Konflikt, den er lösen muß, ohne darüber zu erkranken: mit der Fähigkeit, nein zu sagen, abzuschalten und damit die Wahrnehmung bewußt zu begrenzen. Nach dem plumpen Motto "Was ich nicht weiß, macht mich nicht heiß" erreicht man Freiheit und mehr Lebensqualität.

Leistungsfähig und gesund

Bereits in meinem Buch "Viel um die Ohren" bin ich davon ausgegangen, daß weder die Persönlichkeit des Patienten noch sein Leben total umgekrempelt werden muß. Es geht lediglich um eine Optimierung des Zusammenspiels verschiedener sich gegenseitig behindernder Kräfte. Am Beispiel des ständigen Termindruckes wird ersichtlich, daß man trotz Anforderung, trotz eines permanenten Druckes gesund bleiben kann, wenn man eine Ausgleichsstrategie zur Verfügung hat. Das Biomentale Training kann auch in kurzer Zeit sehr viel Kraft mobilisieren, was die Belastbarkeit des Betroffenen enorm erhöht. Der ständige Termindruck verliert an Gefahr. Besser wäre es, wenn durch eine geschicktere Planung der Termindruck abgebaut werden könnte. Im Rahmen der Interventionen haben wir über diese Möglichkeiten im einzelnen gesprochen.

Sichtbare Entspannung

Durch ein Bewußtwerden der Belastungen kann sich der Mensch eine geschicktere Planung seines Lebens gestalten, und der Organismus wird, unterstützt durch die Heilreflexe des B.T., positiv reagieren. Im Bereich der Psyche findet eine Beruhigung statt. Dieser erste Effekt wird beim Biomentalen Training sehr schnell erreicht. Zunächst erkennen die Verwandtschaft oder die Freunde, daß der Betroffene ruhiger, ausgeglichener, belastbarer geworden ist und sich weniger schnell aufregt. Dann erkennt es der Betroffene selber, daß eine innere Ruhe eingekehrt ist.

Eine gesunde Gesichtsfarbe

Im motorischen, im muskulären Bereich findet eine allgemeine Entspannung statt, die sich merklich in entspannten Gesichtszügen manifestiert. Es sind auch hier oft die Verwandten und Freunde, die nicht mit Komplimenten geizen, wenn sie sagen: "Du siehst aber erholt aus, du siehst gut aus, du hast weniger Falten im Gesicht, du hast eine gesunde Gesichtsfarbe". Die verbesserte Durchblutung und die Entspannung der Gesichtsmuskulatur führt zu den eben beschriebenen Reaktionen. In diesem Falle tritt die Biomentale Therapie sogar in Konkurrenz mit der Kosmetik-Industrie.

Rote Ohren soll man haben

Im Vordergrund der Muskelentspannung steht die Mus-kulatur des Nackens und des Kiefers. Die nachlassende Anspannung der Muskulatur in diesem Bereich wird von vielen Patienten bewußt wahrgenommen. Der Kopf läßt sich besser drehen, ein vorher vorhandenes Knirschen ist verschwunden, die Beweglichkeit der Halswirbelsäule nimmt wieder zu. Ähnliches gilt für die Kaumuskulatur, das Kiefergelenk und die Zahnflächen. Insbesondere wird das Kiefergelenk entlastet, und das Zähneknirschen, das den Zahnschmelz schädigt, läßt nach. Über die

Entspannung der Nackenmuskulatur nimmt die Durchblutung des Ohres zu, was an der Rötung der Ohrmuscheln zu erkennen ist. Dabei rötet sich in der Regel die Ohrmuschel derjenigen Seite, die vom Hörsturz, Morbus Menière oder Tinnitus betroffen ist. Bei beidseitigen Hörproblemen dieser Art findet diese Reaktion oft in beiden Ohren statt, häufiger jedoch reagiert das Ohr, dessen Beschwerden jünger, also akuter sind.

Optimale Verhältnisse schaffen

Die im vorhergehenden Kapitel angesprochene Ohrdurchblutung, die an der Rötung der Ohrmuschel zu erkennen ist, wird einerseits mechanisch durch die Muskelentspannung bewirkt, andererseits aber auch durch die Erweiterung der Kapillaren und die Viskositätserniedrigung. Beides ist einer vegetativen und neurohormonellen Reaktion zu verdanken. Aber nicht nur das Ohr reagiert positiv auf den durch das Biomentale Training erzeugten vegetativen und neurohormonellen Impuls, sondern auch die gesamte Nasen-Rachen-Nebenhöhlenschleimhaut. Sie reagiert durch ihr Abschwellen. Sehr häufig äußern die Patienten bereits in der Lernphase, daß sie während, und auch eine Zeitlang nach dem B.T. eine freiere Nasenatmung haben als vorher. Dies ist ein Nebeneffekt des Biomentalen Trainings: Chronische Kieferhöhlenentzündungen und Tubenmittelohrkatarrhe reagieren ausgesprochen gut auf die Biomentale Therapie. In vielen Fällen ist es auch gelungen, chronische Kieferhöhleninfektionen zum Stillstand zu bringen, die vorher auf antibiotische Therapie nicht ansprachen. Die Erklärung: Es liegt an der Abschwellung der Schleimhaut, der besseren Belüftung der Hohlräume und einer besseren Durchblutung des gesamten Gewebes. Dies alles ist für Bakterienwachstum reines Gift. Die Erweiterung der Kapillaren im Innenohrbereich und die Unterdrückung der Thrombenbildung wird auch neurohormonell erzeugt. Die Immunreaktion ist noch nicht genau bekannt. Mit Sicherheit aber spielt das Immunsystem auch in der Regenerationsphase eine große Rolle.

Der Heilungsmechanismus der Biomentalen Therapie

Das Hör- und Gleichgewichtsorgan als Reaktionsorgan:

Ruhephasen

Das Ohr wird abgeschaltet

Der Abschaltautomatik zuvorkommen

Ohrdurchblutung provozieren

Schonverhalten

Ruhephasen

Obwohl sich die Belastungen unseres Zeitalters nicht verändern und ebensowenig der Mensch, der unter den hier besprochenen Beschwerden der gleiche geblieben ist, kann der aufgeklärte Mensch dennoch eine zusätzliche Fähigkeit nutzen: Das Gehirn und seine Sinnesorgane stellen immer noch den Hauptangriffspunkt für Belastungen dar, es können aber Ruhephasen eingelegt werden. Im Sinne eines erzwungenen Waffenstillstandes hat man in der Biomentalen Therapie gelernt, sich auszuklinken, zurückzuziehen, die Gefahrenzone vollkommen zu "umgehen", um regenerieren zu können. Scherzhafterweise habe ich in einem Radio-Interview diese Regenerationsphase mit dem Schlaf des Grafen Dracula verglichen: Dieser zieht sich in den Filmen tagsüber in seinen mit Heimaterde bedeckten Sarg zurück, um zu regenerieren, um nachts wieder aktiv sein zu können. Er befindet sich in einer Gruft, ist ungestört, abgeschlossen von der Umwelt, von allen Außenreizen, vom Licht, von Geräuschen, um auf diese Art und Weise seine übermenschliche Kraft bewahren zu können.

Das Ohr wird "abgeschaltet"

Einer meiner Patienten hatte in der Tat eine Liege in einen Luftschutzbunker aufgebaut, in dem er sich tagsüber für eine halbe Stunde zurückzog, um völlig ungestört seine Regenerationstechnik mit Hilfe der Biomentalen-Therapie-Kassette durchführen zu können. Patienten, denen das gelingt, schildern häufig die ungeheuer kraftschöpfende Wirkung, die dieser scheinbar "passiven" Haltung entspricht. Auf diese Weise bleibt die Belastung die gleiche , aber es wird eine Regenerationszeit in den Alltag integriert.
Dieser Idealzustand, in dem von außen kein Geräusch auf das Ohr einwirkt, kann annähernd erreicht werden, wenn der Patient Kopfhörer benutzt, die mit Hilfe eines Schaumgummirandes gepolstert sind und kaum Geräusche durchlassen.

Der Abschaltautomatik zuvorkommen

Wiedererlerntes, bewußtes Abschalten kommt der Abschaltautomatik zuvor. Das unbewußte Abschalten des Kindes , wie im Kapitel "Die Organwahl" beschrieben, muß wiedererlernt und als bewußter Prozeß durchlebt werden. Es ist nötig, in Belastungssituationen oder überhaupt in Situationen, in denen man es mit Informationen und Eindrücken zu tun hat, abzuschalten und wählerisch zu sein. Der Mensch muß in der Lage sein, bewußt abzuschalten, um nicht in die Überforderungssituation hineinzugeraten, um nicht den Prozeß der "Abschaltautomatik" auszulösen, der sich in Krankheit äußert.

Es mag provokativ aussehen, wenn in Diskussionsrunden strickende Frauen zu sehen sind. Sie machen in bestimmter Hinsicht dasselbe, was auch Raucher tun, die in einer Runde sitzen: Die Teilnehmer beider Personengruppen lenken sich durch manuelle Tätigkeiten ab, die einen durch Strickbewegungen, die anderen durch typisches Zigarettenhalten, Asche abklopfen usw. Diese zeremoniell anmutenden Dinge, die mit dem Öffnen der Zigarettenschachtel beginnen oder mit dem Auffädeln der Maschen, haben beide denselben Zweck: Sie dienen zur Ablenkung, um die Menge der Informationen zu dosieren. Will man nicht alles mitbekommen, wird die entsprechende Aktivität verstärkt, möchte man etwas wahrnehmen, hält man in seinen Bewegungen inne. Die Menschen, die wir beobachten, die stricken oder rauchen oder ähnliches tun, machen dies meist nicht bewußt, sondern es ist eine übriggebliebene Fähigkeit aus der Kindheit. Oder es wird bewußt eingesetzt, da man erkannt hat, daß eine manuelle Beschäftigung sehr gut der Möglichkeit dient, abzuschalten zu können. Das Biomentale Training beinhaltet auch eine manuelle Technik ähnlicher Art, die man spontan einzusetzen lernt, wenn man sich in Anspannungssituationen befindet. Durch diese Selbstbeobachtung pendelt die Aufmerksamkeit zwischen sich und der Belastungssituation hin und her, wodurch der Abstand zur Belastung größer wird. Dadurch tritt die Belastung in den Hintergrund, man distanziert sich von ihr, was dem Begriff aus dem Volksmund "Dickfelligkeit" gleichkommt. Man kann also lernen, dickfellig zu werden, gezielt abzuschalten, um innere Anspannungen zu vermeiden. Das Biomentale Training hat in der Hauptsache die Aufgabe gehabt, vorhandene und immer wieder reflektorisch auftretende Anspannungen zu beseitigen. In der letzten Phase der Behandlung lernt man auch eine Technik, Anspannungen zu vermeiden.

Ohrdurchblutung provozieren

Die Blutverteilung in Entspannungsphasen wirkt sich zuträglich für den Kopfbereich aus. Wir können zum jetzigen Zeitpunkt (1995) auf einen Erfahrungsschatz von 15.000 bis 20.000 Behandlungen von Hörsturz, Morbus Menière und Tinnitus zurückblicken. Aus diesem gewaltigen Erfahrungsschatz darf man folgern, daß die Ohrdurchblutung in Entspannungsphasen im Rahmen des Biomentalen Trainings verstärkt wird, daß in diesen Entspannungsphasen eine Abschwellung der Nasenrachen- und Nebenhöhlenschleimhaut stattfindet und daß noch weitere ökonomisierende, ganzheitliche Mechanismen einsetzen. Beim akuten Hörsturz war es möglich, innerhalb von 20 Minuten eine Hörverbesserung oder eine völlige Beschwerdefreiheit herbeizuführen, wie ich es bereits in früheren Jahren im Rahmen von wissenschaftlichen Veröffentlichungen dokumentiert habe. Heutzutage erlebe ich derartige therapeutisch herbeigeführte Spontanremissionen in einem vorbestimmten Zeitraum nur noch selten, da ich ohne Akutambulanz nur vereinzelt akute Hörstürze behandeln kann. Neben den Verbesserungs- und Heilungsvorgängen im Bereich des Ohres und der

Schleimhäute, im Nasenrachenraum, die zur Verbesserung und Beseitigung von chronischen Kieferhöhlenleiden, Tubenmittelohrkatarrhen u.s.w. führen, gibt es auch positive Reaktionen in anderen Organen. Unter anderem konnte festgestellt werden, daß Migräneerkrankungen und bestimmte "Durchblutungsstörungen des Auges" positiv reagieren. Was die Gehirnleistungen betrifft, konnte bereits im Forschungsbericht festgehalten werden, daß die allgemeine Belastbarkeit zunimmt, was einer "Streßresistenz" gleichkommt. Zu der größeren Belastbarkeit gesellt sich ein verbessertes Konzentrationsvermögen, bessere Gedächtnisleistungen, besseres Schlafen, besseres Verarbeiten von Belastungen, eine innere Ruhe, eine innere Ausgeglichen- und Ausgewogenheit.

Schonverhalten

Diese erworbenen Fähigkeiten treten noch zu den schon vorher vorhandenen Fähigkeiten, die fest in der Persönlichkeitsstruktur des Menschen verankert sind. Aus dieser Ausgewogenheit heraus entwickelt sich automatisch eine Verstärkung des Selbstvertrauens und des Selbstwertgefühls. Die Fähigkeit, autonome Funktionen, also körperliche Funktionen zu beherrschen und zu steuern, bedeutet an sich schon Selbstvertrauen, also Vertrauen sich selbst gegenüber, zum eigenen Körper. Das verstärkte Selbstwertgefühl führt zu einem beachtlichen Ergebnis: Der Mensch lernt, in sich zu ruhen und gewinnt die Fähigkeit, weit weniger mit Problemen, mit Ängsten, schlechtem Gewissen, Gewissensbissen kämpfen zu müssen. Die in sich ruhende Persönlichkeit steht über Problemen der kleineren Art und wird nicht mehr von ihnen beherrscht.

Die erworbene Fähigkeit, abzuschalten, zu regenerieren, zur Ruhe zu kommen ermöglicht es so auch, daß das Ohr, das besonders beansprucht wird oder das auch vorgeschädigt ist, immer wieder zur Ruhe kommen kann. Das Ohr als sensibles Organ wird zur Orientierungshilfe: Es zeigt Belastungssituationen an. Geheilte Patienten berichten immer wieder darüber, daß sich Ohrbeschwerden nur noch dann einstellen, wenn die Grenze der Belastbarkeit, wodurch auch immer, überschritten worden ist. Ein einmaliges Training mit der Trainings-Kassette des B.T. läßt ein z.B. wieder aufgetretenes Ohrgeräusch sofort verstummen. Das Symptom als Orientierungshilfe wird zu einer dankenswerten Einrichtung. Die Gefahr, sich zu überfordern bleibt, weil sich an der Persönlichkeit, an den Belastungen unserer Zeit noch nichts geändert hat. Aber mit dem Entlastungstraining kann man die Wogen immer wieder glätten. Es mag den Leser erstaunen, wenn ich von Patienten berichte, die nach ihrer Genesung äußern, daß sie im Grunde froh und glücklich sind, eine derartige Erkrankung gehabt zu haben. Dieses Glück resultiert einmal aus der erworbenen Fähigkeit, seine Gesundheit im Griff zu haben, also sein eigener Arzt zu sein, und aus dem Überblick, den man gewonnen hat. Der genesene Mensch befindet sich nach einer Erkrankung dieser Art in einem anderen Bewußtseinszustand, er ist freier geworden von Zwängen, Auflagen usw. und verfügt über die Fähigkeit, "über den Dinge zu stehen".

Die Erkrankung "Hörsturz" - ein evolutionärer Schritt zu einem den Problemen des Lebens gegenüber überlegeneren Menschentyp?

Nachwort

Die Heilerfolge, welche die Biomentale Therapie von Dr. Hans Greuel aufweisen kann, sind beeindruckend. Sie bestätigen die konzeptuellen Grundprinzipien, die der Therapie zu Grunde liegen, überzeugend. Darüber hinaus entsprechen sie so weitgehend dem heutigen Stand wissenschaftlichen Denkens, wie es sich in den neueren psychodynamischen und psychosozialen Theorien erkenntnistheoretischen Ursprungs niederschlägt, daß die Erfolge erklärbar werden.

Aus der Sicht des Grundlagenforschers im Bereich der Erkenntnispsychologie, in der Lern-, Denk- und Entwicklungsprobleme des menschlichen Geistes untersucht werden, zeichnet sich Dr. Greuels Konzeption durch drei Aspekte aus, welche sich mit den heute geltenden Grundprinzipien psychologischen Denkens vollständig decken, sowohl was die theoretische Psychologie, wie auch was die praktische Umsetzung in therapeutische Maßnahmen anbelangt. Dies sind das Prinzip des "aktiven Organismus", das Prinzip der "Gleichgewichtung" und das Prinzip des "sozialen Imperativ".

Bevor diese drei theoretischen Prinzipien kurz erläutert und auf Dr. Greuels Theorie und Therapie bezogen werden, muß auf die große Bedeutung hingewiesen werden, welche theoretische Konzeptionen für die Praxis besitzen. Schon Lichtenberg bemerkte in einem seiner unübertrefflichen Aphorismen, nichts sei praktischer als eine gute Theorie. Ob man z.B. das Phänomen Hörsturz und dessen Spielarten konzeptuell so einschränkt, daß es als lokale Erkrankung des Innenohres begriffen wird, oder ob man im Unterschied dazu, wie Dr. Greuel, dasselbe Phänomen begrifflich in den größeren Kontext einer besonderen, persönlichen Lebensführung einordnet, einer Lebensführung, die ganz bestimmten psychodynamischen und psychosozialen Gesetzmäßigkeiten unterliegt, hat für die Behandlung der Krankheit handfeste, praktische Konsequenzen, deren Auswirkungen besonders der hilflose Patient zu spüren bekommt.

Wir wollen uns nun kurz den oben erwähnten Prinzipien zuwenden, welche die Konzeptionen Dr. Greuels und der heutigen Erkenntnispsychologie verbinden.

Das Prinzip des aktiven Organismus besagt, daß jeder Mensch zu jeder Zeit aktive Lernprozesse in Gang setzen und aufrecht erhalten kann, die sein Weltbild und sein Verhaltensrepertoir bewußt und gezielt erweitern und bereichern. Wissenschaftlich ausgedrückt heißt dies, daß aktive Erkenntnisprozesse höherer Lernordnung jederzeit ihre dominante Stellung gegenüber passiven Einstellungs- und Gewohnheitsprozessen niederer Lernordnung wieder zurückgewinnen können, sofern die niedereren Lernprozesse, welche weitgehend unbewußt und automatisch ablaufen, auf Grund von kurzfristigen Vorteilen die Erkenntnisprozesse höherer Ordnung unterdrückt oder sogar verdrängt haben. Kurzum, das aktive Prinzip der bewußten Erkenntnis, welche eine höhere Lernform darstellt, kann die zeitweilige Dominanz des passiven Prinzips, des unbewußten, reaktiven Lernens, welches eine niedere Lernform darstellt, jederzeit brechen, wenn dies das Individuum wirklich will.

Da, wie erwähnt, Lernprozesse niederer Ordnung, z.B. Übungs-, Konditionierungs- oder Wahrnehmungsprozesse, weitgehend unbewußt, automatisch und reaktiv ablaufen und den passiven Aspekt menschlichen Daseins repräsentieren und nur die höheren Erkenntnisebenen des bewußten Denkens, des Reflektierens, des Analysierens und des Urteilens, welche das aktive Prinzip menschlichen Daseins repräsentieren, einer bewußten und gezielten Steuerung mächtig sind, muß jegliche Veränderung einer Lebensführung "von oben her" erfolgen.

In allen Fällen, wo Menschen ihren inneren und äußeren Konflikten passiv ausgeliefert sind, oder wo sich Symptome der Überbelastung einstellen, wie sie Dr. Greuel beschreibt, dominieren unbewußt ablaufende Lernprozesse niederer Ordnung das Geschehen, bleiben höhere Ordnungsebenen des Erkennens wirkungslos. Dies äußert sich in unangemessenen Reaktionsformen oder in Manifestationen gelernter Hilflosigkeit. Es gilt also als erstes, diese absurde, paradoxe Situation invertierten Verhaltens umzukehren und die Dominanz der höheren aktiven Erkenntnisformen, wie Reflexion, Einsicht und Logik über die niederen reaktiven Lernformen wiederzugewinnen.

Dies kann, wie man aus vielen psychologischen Studien weiß, dadurch geschehen, daß man sich die passiven Lernformen zunutze macht, wie dies Dr. Greuel in seiner Therapie praktiziert, und den höheren Lernformen unterstellt. So gewinnt z.B. der Patient in dem Maße über seine unangemessenen reaktiven Verhaltensweisen Kontrolle, wie er sich deren bewußt wird und durch Entspannungtraining und Mobilisierung seiner Erkenntniskräfte bewußt und gezielt bessere reaktive Verhaltensweisen durch Übungen aufbaut. In diesem Sinne sind Dr. Greuels Konzeptionen und die der heutigen Psychologie vollständig deckungsgleich.

Das Prinzip der Gleichgewichtung oder Äquilibration besagt, daß jeder Mensch sich ständig im Zustand eines mäßigen oder mittleren Ungleichgewichts befindet und dementspechend danach trachtet, einmal dieses dynamische Ungleichgewicht durch ständige Äquilibrierung oder Gleichgewichtung auszugleichen und zusätzlich gleichzeitig danach strebt, in seinem Handeln und Urteilen ein möglichst hohes Niveau des Gleichgewichts zu erlangen, sei dies im körperlichen oder im seelischen Bereich.

Es versteht sich von selbst, daß die Erreichung eines vollkommenen Gleichgewichts im menschlichen Dasein ausgeschlossen ist, weil die Widerständlichkeit der gegenständlichen und sozialen Welt dauernd gegeben und nicht vollkommen voraussagbar ist. Demzufolge stellt eigentlich ein mäßiges Ungleichgewicht den natürlichsten Zustand des Menschen und die ständige Gleichgewichtung die natürlichste Aktivität eines Individuums dar.

Nun gibt es aber, wie jeder weiß, eine Vielzahl von Situationen, in welchen der mittlere Grad des Ungleichgewichts überschritten wird und so die extreme Imbalance entweder zur Panik, zur Verdrängung oder zu Krankheitssymptomen führen kann.

Oft hinkt das Gewahrwerden eines nicht mehr mäßigen Ungleichgewichts dem tatsächlichen Disäquilibrium weit hinterher, so daß es sogar geschehen kann, daß der Betroffene buchstäblich der Letzte ist, der davon erfährt.

In solchen Notsituationen bedarf der dem extremen Ungleichgewicht ausgelieferte Mensch dringend der Hilfe eines anderen Menschen, der ihn in der Wiedergewinnung seiner natürlichen Balance unterstützt und ihm die Angst vor der Gefahr, welche jeder Grad von Ungleichgewicht zwangsläufig mit sich bringt, zu überwinden hilft. Nur so können Interesse, Unternehmungsgeist, Zukunftspläne und Lebensoptimismus, welche dem natürlichen Ungleichgewicht entspringen, zurückgewonnen werden.

Dr. Greuels Therapie kann, in der Tat, als Hilfe in diesem besonderen Sinne verstanden werden, betont er doch immer wieder, wie sich im körperlichen Krankheitssymptom des Hörsturzes ein extremer Grad an seelischer Imbalance andeutet, der mit der gesamten Lebensauffassung und Lebensführung des Patienten zu tun hat. Auch hier decken sich Dr. Greuels Auffassungen vollkommen mit der wissenschaftlichen Konzeption, daß der Geist des Menschen sich dadurch auszeichnet, daß er von mittlerem Ungleichgewicht zu mittlerem Ungleichgewicht ständig höhere Ebenen des Gleichgewichts ansteuert und zu verwirklichen sucht.

Das Prinzip des sozialen Imperativ besagt, umgangssprachlich ausgedrückt, daß kein Mensch eine Insel darstellt, sondern immer Teil eines Ganzen ist. Kein Mensch kann sich selbst genügen, denn all sein Verhalten, all seine Pläne, all sein Erleben, sein ganzes Verstehen, all seine Erkenntnisse, seien diese nun sprachlich oder nichtsprachlich kodiert, seien diese noch so individuell getönt, entwickelten sich aus Kräften und werden von Kräften erhalten, deren Wesen durch und durch sozialer Natur ist.

Der Mensch ist im besonderen aber dadurch dem sozialen Imperativ in bevorzugtem Maße unterworfen, als seine Intelligenz so beschaffen ist, daß sie nur im Rahmen gemeinsamer Ideen, Vorstellungen, Bilder und Gefühle, nur im Rahmen einer gemeinsamen Sprache, nur im Rahmen des Aneinander-Teilhabens, des "Sharing" wirksam werden kann. Kein Tier könnte z.B. ein anderes Tier bitten, ihm seine Energien zu leihen, kein Tier kann einem anderen Tier dafür danken, daß es ihm zu Hilfe gekommen ist. Es gibt keine Tiergesellschaft auf dieser Erde, so eng auch die instinktiven Bande die einzelnen Tiermitglieder miteinander verbinden mögen, deren Netz sozialer Bindungen auf der Grundlage eines komplexen, außerordentlich verwickelten Bewußtseins gegenseitiger Verpflichtungen, Rechte und Verantwortung ruht, wie dies für die menschliche Gesellschaft gilt.

Nur der Mensch, dessen Bewußtsein geprägt ist von Gefühlen der Verpflichtung, der Zuneigung und Liebe, aber auch von Empfindungen der Abneigung, der Schuld, der Angst und des Zweifels, kann erkennen, ob er im Rahmen der gesellschaftlichen Ordnung zu seinem Recht kommt oder usurpiert (mißbraucht) wird. Das hohe Gut persönlicher Freiheit ist stets in Gefahr, im Gewirr sozialer Verwicklungen verloren zu gehen oder eingeschränkt zu werden.

Die Möglichkeit der persönlichen Ausbeutung durch soziale Mittel liegt auf der Hand, und Dr. Greuels vorliegende Schrift kommt einem Füllhorn von Anregungen und Beispielen gleich, die die Macht des sozialen Imperativ demonstrieren.

Es ist von besonderem Wert, daß Dr. Greuel diese von Pädagogik, Psychologie und Theologie so sehr vernachlässigte dunklere Seite menschlicher Kommunikation so klar herausstellt, ohne beim Leser den leisesten Anflug von Bitterkeit zu erwecken. Überhaupt sind Dr. Greuels Ausführungen von einem wohltuenden, vorzüglich fundierten Optimismus und durch ein außergewöhnliches Maß persönlicher Wärme geprägt, die heute selten sind und die den Leser dieses schönen Buches bereichern.

Zusammenfassend besteht Dr. Greuels größter Verdienst in der Einsicht, das Phänomen Hörsturz in den größeren Zusammenhang geistiger, seelischer, personspezifischer, sozialer und erkenntnistheoretischer Aspekte gestellt und eine Therapie gefunden zu haben, welche allen Anforderungen rigoros wissenschaftlicher Ansprüche Genüge tut.

Prof. Dr. Karl-Josef Frey
Fachrichtung: Kognitive Psychologie
Pädagogische Hochschule und Universität Heidelberg
Heidelberg, den 8. August 1995

Weitere Informationen und Hilfen für Menschen mit Hörsturz, Schwindel und Ohrensausen:

Bücher:

Dr.med.Hans Greuel
Viel um die Ohren - Hörsturz, Schwindel, Ohrensausen.
3. verbesserte Auflage 1993, 128 Seiten, 13 Illustrationen,
1 Tabelle, kartoniert, DM 24,80. ISBN 39801 449-1-7

Seit der ersten Auflage 1986 ist das Buch "Viel um die Ohren" unser Bestseller. Es erklärt für den Laien verständlich die Ursachen für Hörsturz, Menière-Schwindel, Tinnitus und auch Migräne. Das Lesen des Buches alleine hat vielen Menschen die Augen für Risiken geöffnet, so daß sie ihre Beschwerden selbständig lindern oder sogar beseitigen konnten. Der Leser fühlt sich in seinen Ahnungen bestätigt und verstanden, da er eben zu oft auf Unverständnis und Entmutigung stößt, wie die sachlich falschen Aussagen: "Damit müssen Sie leben, es gibt Schlimmeres auf der Welt". Für den Leidenden gibt es nichts Schlimmeres. Eine Unmenge von Buchbesprechungen in Tageszeitungen und Illustrierten zeugen von der Aktualität dieses Themas und der Notwendigkeit, die Gefahr selbst bannen zu können. Der Autor des Buches, Dr. med. Hans Greuel, wurde vom BMA mit einem Forschungsauftrag über die biomentale Hörsturztherapie betraut, so daß England und selbst die USA an diesen neuesten Forschungsergebnissen großes Interesse zeigen. Das ist bereits am Interesse an der englischsprachigen Ausgabe des Buches ("Up to the ears") ersichtlich.

Dr.med.Hans Greuel

DIE BIOMENTALE THERAPIE 2. verbesserte Auflage

1994, 106 Seiten, 23 Abbildungen, kartoniert, DM 22,50.

ISBN 3 9801 449-4-1

Das Buch ist die sozialmedizinisch - wissenschaftlich gehaltene Fortsetzung des 1988 in der 2. verbesserten Auflage erschienen Buches "Viel um die Ohren - Hörsturz - Schwindel - Ohrensausen". Es basiert auf einem Forschungsbericht, der für einen Forschungsauftrag des Bundesministeriums für Arbeit und Sozialordnung (BMA) erstellt wurde und seit 1992 vom Gesundheitsministerium in der Reihe "Forschungsberichte" veröffentlicht wird. < Dem Konzept der Biomentalen Therapie ist die Vorstellung eines Krankheitskreislaufes von Persönlichkeitsstreß - Berufs- und Alltagsstreß - Erkrankungsstreß unterlegen. Es verband sich eine Therapiebewertung, und zwar aus Sicht der Patienten. Diese waren alle vorher konventionell erfolglos behandelt worden und als nicht mehr behandelbar ausgewiesen worden. Zwischen 76% bis 93% der Patienten - je nach Krankheitsbild - sehen den Status der behandelten Hörstörung als während und nach der Behandlung verbessert an. Die Patienten fühlen sich mehrheitlich psychisch stabiler, belastbarer in Ihrer Tätigkeit und können - ihrer Einschätzung nach - alltägliche Dinge besser bewältigen >.

Dr. med. Hans Greuel
Tinnitus ist heilbar! Erfahrungen geheilter Patienten in Beiträgen von Erika Jacobs, Karin Peperkorn und anderen.
1. Auflage 1995, 70 Seiten, kt., DM 19,80. ISBN 39801449-7-6.

Dr. med. Hans Greuel und F&FBS
mentor Europäisches Mitteilungsblatt der Freunde und Förderer der Biomentalen Selbsthilfe, des Institutes für Biomentale Medizin und des PNI-technischen Institutes.
Abonnement = Förderbeitrag für Forschung und Lehre incl. sporadische Zusendung des Nachrichtenblattes. DM 25,-/Jahr.

Audiokassetten:

Biomentohr I - Körperklänge: Klang- (Med I von Dr. Gary Verkade) und Tiefensuggestion (von Dr. Hans Greuel) zur Regulierung von Ohrgeräuschen. 1993, Audio-Stereokassette,
DM 65,--. ISBN 3 9801 449-5-X.
Biomentohr II+III - Körperklänge: Klangsuggestion (Med II+III von Dr. Gary Verkade) zur Regulierung von Ohrgeräuschen.
1995, Audio-Stereokassette, DM 65,--. ISBN 3 9801 449-6-8.
Biomentohr IV/V - Körperklänge und Tiefensuggestion (von Dr. Hans Greuel) zur Regulierung von Ohrgeräuschen.
1995, Audio-Stereokassette, DM 65,--. ISBN 3 9801 449-8-4.

Die Bücher und Audiokassetten sind in jeder guten Buchhandlung erhältlich. Sie können aber auch direket bei Teleklinik bestellen - per Tel. 0211/589162 oder Tel./Fax: 0211/5580528.